AF502351

Dr J. CHÉRON

de la Faculté de Médecine de Paris

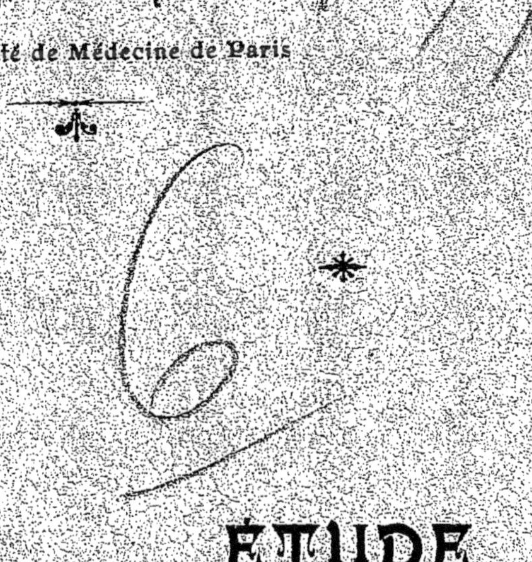

ÉTUDE

des fractures

des métacarpiens

PARIS

JOUVE & BOYER

15, Rue Racine, 15

1899

Dr J. CHÉRON

de la Faculté de Médecine de Paris

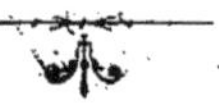

ÉTUDE

des fractures

des métacarpiens

PARIS

JOUVE & BOYER

15, Rue Racine, 15

1899

[illegible]

[illegible]

[illegible]

[illegible]

[illegible]

A LA MÉMOIRE DE MES PARENTS

A MES AMIS

MONSIEUR LE PROFESSEUR TILLAUX

Chirurgien des hôpitaux de Paris
Membre de l'Académie de Médecine
Commandeur de la Légion d'honneur

Que M. le professeur TILLAUX veuille bien agréer l'hommage de notre bien vive reconnaissance ; nous ne saurions en effet oublier le grand honneur qu'il nous fait, en voulant bien accepter la présidence de notre thèse.

CONTRIBUTION A L'ÉTUDE

DES

FRACTURES DES MÉTACARPIENS

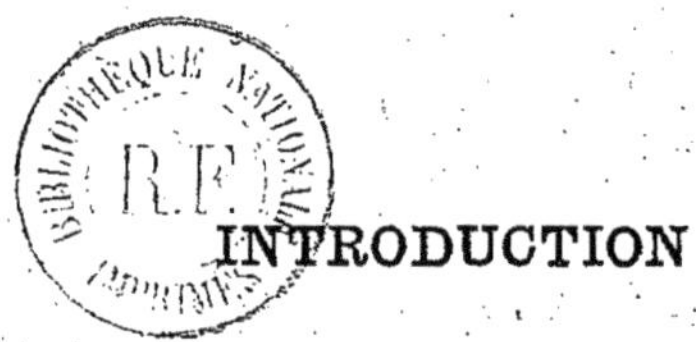

INTRODUCTION

Dans le cours de notre dernière année d'études médicales, nous avons eu l'occasion d'observer presque coup sur coup trois cas de fracture du Métacarpe, dont deux étaient tout particulièrement intéressants.

Dans l'un de ceux-ci en effet, il s'agissait d'une fracture double portant sur le 3e et le 4e métacarpien, et qui ne guérit qu'au bout de deux mois, laissant derrière elle une déformation très accusée du métacarpe et une gêne considérable des mouvements de flexion et d'extension des doigts. Dans l'autre cas, la fracture qui siégeait au niveau de l'extrémité inférieure du 3e métacarpien, aboutit à une pseudarthrose, complication extrêmement rare; puisqu'elle n'est guère signalée que cinq ou six fois dans la littérature médicale.

Quoi qu'il en soit, ces différents cas nous ont vivement intéressé; aussi en avons-nous recueilli soigneusement les observations, et maintenant que nous sommes arrivés au terme de nos études, choisissons-nous avec empressement pour sujet de notre thèse l'étude des fractures du Métacarpe.

HISTORIQUE

L'histoire des fractures des métacarpiens remonte fort
loin, puisqu'on trouve déjà dans les œuvres d'Hippocrate
et de Paul d'Egine, d'assez bonnes descriptions de ces
fractures qui sont même alors traitées avec beaucoup de
bon sens. Toutefois les auteurs des siècles suivants semblent avoir absolument dédaigné la question qui nous
occupe, et ce n'est guère qu'à l'époque d'Ambroise Paré
que celle-ci fut reprise de nouveau et étudiée sérieusement, surtout au point de vue thérapeutique. C'est ainsi
que Ambroise Paré recommandait vivement, si l'on vou-
lait obtenir une guérison parfaite, de n'immobiliser la
main malade, qu'après avoir mis les doigts en flexion,
Fabrice de Hilden, soutenait une opinion analogue.

Plus tard, Albucasis (*De chirurgia, arabie et latine,
curà J. Channing, liber* III, p. 573), et Heister (Fractures de la main, Chirurgie, t. I, p. 395 et 396), s'occupè-
rent également surtout du traitement des fractures des
métacarpiens, mais au lieu de préconiser toujours comme
leurs prédécesseurs, l'immobilisation de la main avec
flexion des doigts, ils ne conseillaient la flexion que dans
les cas où le déplacement se faisait en avant, et conseillaient au contraire l'extension, lorsque le déplacement se
faisait en arrière.

Enfin Benjamin Bell, (*Cours complet de chirurgie*, trad. par Bosquillon, t. VI, p. 50, Paris, 1796) à la fin du dix-huitième siècle, écrivait également un long chapitre sur le traitement des fractures de la main, et préconisait un appareil assez compliqué qui immobilisait non seulement les doigts et la main, mais encore l'avant-bras.

A partir du commencement de ce siècle, on étudie les fractures des métacarpiens, non plus seulement au point de vue thérapeutique, mais encore au point de vue clinique et étiologique. Citons à ce sujet les remarquables travaux de *Sabatier* (*Journal complémentaire des sciences médicales*, t. XLII, p. 188, 1832), *Dupuytren* (*Gaz. des hôpit.*, p. 75, 1833 ; Fracture par contre coup du quatrième métacarpien de la main gauche), *Cooper* (Fracture de la tête des os du métacarpe, *Revues chirurgicales* trad. par Chassaignac et Richelot, p. 185, 1837), *Petrequin*, (Mémoires sur les fractures du métacarpe, *in* comptes-rendus de l'Acad. des sciences de Dijon, p. 130, 1841-42) *Velpeau* (fractures du métacarpe : Leçons orales de clinique, t. II, p. 543, 1841), *Lamaéstre* (fractures des métacarpiens, *in* Journal de chirurgie de Malgaigne, t. IV, p. 289, 1846), *Corbel-Lagneau* (fracture du premier métacarpien. *In Gaz. des hôpitaux*, 1846, p. 527), *Malgaigne*, (*Traité des fractures et des luxations*, t. I, p. 620, 1847), et enfin d'*Allaire* (fractures des métacarpiens. *In* Mém. de médecine militaire, 3e série, t. X, p. 47 et 112, 1863).

Parmi les thèses parues à cette époque, il faut citer celle de Couturier (th. Paris, 1852), dans laquelle sont assez bien étudiées au point de vue étiologique, les fractu res directes des métacarpiens, celle de Renault du Motey (th. Paris, 1854) qui eut surtout le mérite de bien démontrer l'existence des fractures indirectes ; et enfin, celle de Richon, thèse Paris, 1864).

Parmi les travaux modernes nous rappellerons surtout l'excellent article du professeur Le Dentu (*Dictionnaire de méd. et chirurgie pratiques*), celui de M. Rieffel dans le traité de chirurgie Le Dentu Delbet (t. II), et enfin celui de M. Ricard dans le *Traité de chirurgie Duplay et Reclus* et enfin une excellente Revue de M. Plicque (*Gaz. des hôp.* 1893, n. 149).

La thèse de M. Barbé (th. Paris, 1883) est la seule thèse moderne que nous ayions à signaler ici.

ÉTUDE ANATOMIQUE DE LA RÉGION MÉTACARPIENNE

Pour bien comprendre non seulement l'anatomie pathologique, mais encore l'étiologie des fractures qui nous occupent, il est indispensable d'étudier auparavant très rapidement la région métacarpienne.

« Le métacarpe, dit le professeur Tillaux (1), forme une voûte dont la concavité regarde en avant. La partie saillante de cette voûte correspond au 3me métacarpien et c'est en effet celui-là qui se brise le plus souvent sous l'influence d'un choc ».

Quoi qu'il en soit :

Les métacarpiens, au nombre de 5 ; sont séparés les uns des autres par un espace elliptique connu sous le nom d'espace interosseux. D'une façon générale, ils présentent à étudier un corps et deux extrémités.

Le corps, légèrement concave en avant, est prismatique et triangulaire et présente à considérer 3 faces et 3 bords.

La face postérieure, convexe et lisse, est plus large en bas qu'en haut, et répond aux tendons extenseurs. Les faces latérales sont au contraire plus larges en haut qu'en bas, et limitent l'espace interosseux.

Quant aux 3 bords ils sont à peine marqués.

L'extrémité supérieure présente à considérer cinq fa-

1. Tillaux, *Anatomie topographique*, p. 577.

cettes ; 3 articulaires, 2 non articulaires. Des 3 premières, l'une supérieure correspond à la 2me rangée du carpe, les deux autres latérales, correspondent aux facettes similaires des métacarpiens voisins. Quant aux deux facettes non articulaires elles sont toutes deux rugueuses et correspondent l'une à la face dorsale, l'autre à la face palmaire du métacarpien.

L'extrémité inférieure se présente sous la forme d'une tête articulaire aplatie dans le sens transversal et s'étendant beaucoup plus loin en avant qu'en arrière. Sur les côtés de cette tête existe une dépression rugueuse limitée en arrière par un fort tubercule pour l'insertion supérieure des ligaments latéraux des articulations métacarpo-phalangiennes.

Nous reviendrons d'ailleurs tout à l'heure sur les deux extrémités supérieure et inférieure des métacarpiens à propos des articulations carpo-métacarpiennes et métacarpo-phalangiennes.

Voyons maintenant rapidement les caractères distinctifs des métacarpiens.

Le troisième est le plus grand, viennent ensuite simultanément le quatrième et le deuxième, puis le cinquième et le premier.

Ce dernier métacarpien se distingue très facilement des autres, par son aplatissement dans le sens antéro-postérieur, par l'absence de deux facettes articulaires latérales ; et par la conformation en selle de sa facette carpienne.

Le deuxième métacarpien ne s'articule pas en dehors avec le premier métacarpien ; il manque donc de facette latérale externe, en revanche il présente sur sa face supérieure trois facettes pour les trois premiers os de la deuxième rangée du carpe. Il est également pourvu d'une apophyse styloïde pour l'insertion du premier radial externe.

Le troisième métacarpien présente comme le précédent une apophyse styloïde pour l'insertion du deuxième radial externe; mais il s'en distingue par l'existence de deux facettes articulaires latérales.

Le quatrième métacarpien diffère du précédent en ce qu'il est dépourvu d'apophyse styloïde.

Enfin, le cinquième métacarpien se reconnaît vivement grâce à l'absence de facette articulaire latérale interne, et grâce à la présence sur le côté interne de son extrémité supérieure d'une apophyse styloïde pour l'insertion du tendon du muscle cubital postérieur.

Au point de vue de leur structure, les métacarpiens sont constitués par du tissu compact pour le corps qui est pourvu d'un canal médullaire, et par du tissu spongieux pour les extrémités.

Chacun des métacarpiens se développe par deux points d'ossification; un primitif qui apparaît au troisième mois et aux dépens duquel se forment le corps et l'extrémité supérieure, et un point complémentaire qui apparaît au troisième mois et qui forme l'extrémité inférieure. Pour le premier métacarpien cependant, le point primitif forme le carpe et l'extrémité inférieure, tandis que le point complémentaire forme l'extrémité supérieure.

Voyons maintenant les articulations métacarpiennes. Celles-ci sont successivement à étudier en haut au niveau des extrémités carpiennes et en bas au niveau des extrémités digitales.

En haut il existe des facettes articulaires que nous avons suffisamment décrites pour n'avoir plus à y revenir. Les moyens d'union sont constitués par trois ligaments interrosseux, trois ligaments palmaires et deux ligaments dorsaux.

Les ligaments interosseux très courts et très résistants s'insèrent sur les rugosités qui avoisinent les facettes articulaires des trois dernières articulations métacarpiennes.

Les ligaments palmaires s'étendent transversalement de la face antérieure d'un métacarpien à la face antérieure du métacarpien suivant. Il en existe un pour chacune des trois dernières articulations métacarpiennes.

Enfin les ligaments dorsaux, s'étendent de la face dorsale d'un métacarpien à l'autre mais n'existent qu'au niveau des deux dernières articulations métacarpiennes.

Chacune des articulations métacarpiennes possède une petite synoviale.

Les extrémités digitales des quatre derniers métacarpiens ne présentent pas de surfaces articulaires, mais sont reliées l'une à l'autre par une bandelette fibreuse transversale ; le ligament transverse du métacarpe, qui s'étendant du 2ᵉ métacarpien au 5ᵉ en contractant des connexions intimes avec les articulations métacarpo-phalangiennes.

Les articulations des quatre derniers métacarpiens avec le carpe sont toutes des arthrodies semblables et peuvent par conséquent être étudiées simultanément.

Le deuxième métacarpien s'articule à la fois avec le trapèze, le trapézoïde, et le grand os. Ces trois os forment pour le recevoir une espèce de mortaise peu profonde, à ouverture inférieure. De son côté, l'extrémité supérieure du métacarpien présente trois facettes : une facette supéro-externe qui s'unit au trapèze, une facette supéro-interne qui s'unit au grand os ; une facette supérieure, beaucoup plus grande que les autres, qui s'adapte à une surface analogue du trapézoïde.

Le troisième métacarpien s'articule par une facette de forme triangulaire, avec une facette similaire de la face inférieure du grand os.

Le quatrième métacarpien s'incline à la fois par une large facette avec l'os crochu, et par une toute petite facette avec la partie interne de la face inférieure du grand os.

Le cinquième métacarpien enfin, s'articule par une facette légèrement convexe, avec une facette légèrement concave de la face inférieure de l'os crochu.

Il existe pour ces différentes articulations un ligament interosseux, des ligaments palmaires, et des ligaments dorsaux :

Le ligament interosseux s'insère en haut sur les faces correspondantes du grand os et de l'os crochu, et en bas sur le côté interne de l'extrémité supérieure du troisième métacarpien.

Les ligaments palmaires sont d'après M. Testut, au nombre de quatre : l'un unit le trapèze au troisième métacarpien, le second unit le deuxième métacarpien au trapèze, le troisième unit le deuxième métacarpien au

grand os, le quatrième enfin unit l'os crochu au quatrième métacarpien.

Les ligaments dorsaux, beaucoup plus résistants que les
précédents, sont au nombre de sept : deux unissent le
deuxième métacarpien d'une part au trapèze, d'autre
part au trapézoïde ; trois unissent le troisième métacarpien au trapézoïde et au grand os ; enfin les deux derniers
s'insèrent à l'os crochu et vont en divergeant l'un vers
le quatrième, et l'autre vers le cinquième métacarpien.

Il n'existe pour ces différentes articulations qu'une
seule et même synoviale communiquant largement avec
celle de l'articulation médio-carpienne.

Malgré cette synoviale, les quatre derniers métacarpiens ne jouissent que de simples mouvements de glis-
sement très peu étendus surtout pour le troisième et le
quatrième métacarpien.

L'articulation carpo-métacarpienne du pouce est toute
différente de celles que nous venons de décrire, car
elle constitue une diarthrose, genre emboîtement récipro-
que.

La facette articulaire du premier métacarpien, convexe
dans le sens transversal, concave au contraire dans le
sens antéro-postérieur, s'articule avec une facette analogue mais inversement configurée, de la face inférieure du
trapèze.

Ces moyens d'union sont constitués par une capsule qui en haut s'insère sur le pourtour de la facette
articulaire du trapèze, en bas sur le pourtour de la facette articulaire du métacarpien. Cette capsule, beaucoup
plus épaisse en arrière qu'en avant est très lâche et

doublée intérieurement d'une synoviale également très lâche. Aussi le pouce possède-t-il à un haut degré, les cinq mouvements fondamentaux des diarthroses : flexions, extensions, adductions, abductions, circumductions. Ajoutons que les flexions combinées avec la flexion constitue le mouvement dit d'opposition en vertu duquel la pulpe du pouce peut successivement entrer en contact avec la pulpe des quatre autres doigts.

Les articulations métacarpo-phalangiennes se ressemblent toutes ; et peuvent être par conséquent décrites rapidement et simultanément.

Nous savons que du côté des métacarpiens existe une surface articulaire convexe arrondie qui s'étend beaucoup plus loin du côté de la région palmaire que du côté de la région dorsale et développée surtout dans le sens antéro-postérieur. Or cette surface métacarpienne convexe s'articule avec une surface glénoïdienne, concave, occupant l'extrémité supérieure de la phalange, et beaucoup plus développée dans le sens transversal que dans le sens antéro-postérieur.

Pour rétablir la concordance il existe au devant de la cavité glénoïde une petite lame fibro-cartilagineuse qui présente à considérer deux faces, deux bords, et deux extrémités. La face postérieure, concave, se moule sur la partie antérieure du condyle et agrandit la cavité glénoïde. La face antérieure plane présente une gouttière longitudinale destinée au passage des tendons fléchisseurs. Le bord supérieur répond au condyle sans lui adhérer. Le bord inférieur se fixe au rebord de la cavité glénoïde. Quant aux deux extrémités, elles contractent des connexions intimes avec les ligaments latéraux et avec le ligament transverse.

Ce ligament transverse a la forme d'un long ruban qui s'étend transversalement du deuxième métacarpien au cinquième, en se fusionnant au niveau des articulations métacarpo-phalangiennes, d'une part avec le bord supérieure du fibro-cartilage glénoïdien, d'autre part avec les ligaments latéraux.

Ces derniers ligaments sont au nombre de deux pour chaque articulation; l'un interne, l'autre externe. Ils ont une forme triangulaire et s'insèrent par leur sommet sur la dépression et, sur le tubercule que l'on voit de chaque côté du condyle métacarpien, par leur base, sur les tubercules latéraux de l'extrémité supérieure des phalanges et sur les bords latéraux du fibro-cartilage glénoïdien correspondant.

Voyons maintenant les rapports du métacarpien. Tout d'abord nous avons déjà vu que ceux-ci sont séparés les uns des autres par des espaces dit espaces inter-osseux, lesquels sont occupés par les muscles inter-osseux palmaires et dorsaux.

Les muscles inter-osseux palmaires sont au nombre de trois un pour chacun des trois derniers espaces inter-osseux; le premier étant occupé par le muscle adducteur du pouce. Ces muscles s'insèrent sur la face du métacarpien qui regarde l'axe de la main (1), dans toute la hauteur de cette face; mais sur sa moitié antérieure seulement.

---

1. Celui-ci d'après les classiques passe par le troisième métacarpien qui ne donne insertion lui, à aucun interosseux palmaire.

De cette surface d'origine les fibres de l'inter-osseux palmaire se portent en bas; et se jettent sur un petit tendon lequel contourne l'extrémité postérieure de la première phalange et vient se terminer sur le tendon de l'interosseux correspondant.

Les muscles inter-osseux dorsaux, au nombre de quatre, un pour chaque espace interosseux, s'insèrent d'une part sur toute l'étendue de la face qui ne regarde pas l'axe de la main, par conséquent sur toute l'étendue des 2 faces du troisième métacarpien, et d'autre part sur la moitié postérieure seulement de la face qui regarde l'axe de la main. Chacun des interosseux se porte verticalement en bas, et se termine par un tendon qui se divise en 2 portions, l'une, courte portion, se fixe à l'extrémité postérieure de la premier phalange, sur le côté correspondant aux plus grandes insertions métacarpiennes, l'autre, les longues portions, va se terminer sur le tendon de l'interosseux correspondant.

Les parties molles qui recouvrent la face antérieure du métacarpe sont beaucoup plus épaisses en avant qu'en arrière, et c'est ce qui explique pourquoi il est rare qu'un traumatisme portant sur la face palmaire détermine une fracture métacarpienne. Quoi qu'il en soit ces parties molles sont en allant de dehors en dedans.

La peau.

Une couche de tissu cellulo-adipeux particulièrement épaisse au niveau du creux de la main.

Une aponévrose; également très résistante au milieu, même sur les côtés et renforcée en haut par le ligament annulaire antérieur du carpe.

Au-dessous de cette aponévrose, les couches varient suivant qu'on les examine en dehors, en dedans et au milieu.

En dehors, nous trouvons les 4 muscles de l'éminence thénar disposés sur 3 plans, savoir :

Sur un 1er plan, le court abducteur des pouces.

Sur un 2e plan, l'opposant et le court fléchisseur.

Sur un 3e plan, l'adducteur.

En dedans au niveau de l'éminence hypothénar on trouve également 4 muscles : l'un, le palmaire cutané, le plus superficiel, est en partie confondu avec l'aponévrose, les 3 autres sont l'abducteur et le court fléchisseur et l'opposant du petit doigt.

Enfin au milieu, au niveau du creux de la main, on trouve au-dessous de l'aponévrose les couches suivantes :

L'arcade palmaire superficielle formée par l'anastomose de la radio-palmaire avec la terminaison de la cubitale.

Les vaisseaux et nerfs collatéraux palmaires.

Les tendons fléchisseurs superficiels.

Les tendons fléchisseurs profonds et les muscles lombricaux.

Une couche cellulo-graisseuse profonde.

L'arcade palmaire profonde formée par l'anastomose de la cubito-palmaire avec la radiale.

Quant au nerf médian, il se divise en branches terminales au niveau de l'éminence thénar ; tandis que le nerf cubital ne se divise qu'après avoir traversé la cloison qui sépare l'éminence hypothénar du creux de la main.

Si maintenant nous examinons les différentes couches

qui recouvrent le métacarpe en arrière, nous trouvons :

La peau.

Une couche celluleuse sèche, dans laquelle rampent des veines, des lymphatiques et des nerfs provenant des branches dorsales du radial et du cubital.

Une couche aponévrotique.

Enfin une couche de tendons extenseurs constituée par les tendons des deux radiaux externes, les quatre tendons de l'extenseur commun, et les tendons de l'extenseur dropre de l'index et du petit doigt. Les tendons sont reliés entre eux par des expansions fibreuses plus ou moins larges qui s'opposent à leur écartement.

ANATOMIE PATHOLOGIQUE

S. Cooper admettait que le métacarpien le plus souvent atteint était le premier, Hamilton le 2ᵉ, Delpech et Nélaton le 5ᵉ.

Siège. — Sur 102 cas de fractures de métacarpiens, M. Polaillon a noté 8 fractures du premier métacarpien, 16 du second, 34 du troisième, 35 du quatrième, et 9 du cinquième.

Les fractures du premier et du cinquième métacarpien sont donc deux fois plus rares que celles du second, quatre fois plus rares que celles du troisième et du quatrième ce qui s'explique aisément à cause de la longueur et de la grande fixité de ces deux derniers métacarpiens.

Ajoutons que les fractures sont un peu plus fréquentes sur le tiers supérieur que sur le tiers moyen ; et un peu plus fréquentes pour ce tiers moyen que pour le tiers inférieur. C'est ainsi que dans 16 cas observés par Hamilton, la fracture occupait 7 fois le tiers supérieur, 5 fois le tiers moyen, et 4 fois le tiers inférieur.

Quelquefois le trait de fracture siège immédiatement au-dessus de la tête du métacarpien, c'est la fracture de la tête de Astley Cooper, appelée encore fracture du col par Malgaigne, et qui très souvent sur les sujets jeunes, n'est autre chose qu'une disjonction épiphysaire.

Nombre. — La fracture est dite simple quand il n'existe qu'un trait de fracture ; elle est dite multiple quand il existe plusieurs traits de fracture siégeant soit sur le mê_me métacarpien, soit sur des métacarpiens différents. Les fractures multiples sont très rares et ne s'observent guère que dans le cas de causes directes. Cependant il existe tout au moins une observation indiscutable de fracture multiple par cause indirecte. Cette observation nous la rapporterons tout à l'heure.

Variétés. — Ici, comme ailleurs, les fractures peuvent être *incomplètes* et *complètes*.

Les *fractures incomplètes* très rares suivant certains auteurs, seraient au contraire relativement fréquentes pour d'autres, et se diviseraient elles-mêmes en fissures ou fêlures et en courbures.

Fissures ou fêlures. — D'après les auteurs allemands, cette variété de fractures serait particulièrement fréquente au niveau du métacarpien.

Lamaestre a rapporté à ce sujet une curieuse observation de fracture compliquée de plaie, dans laquelle la solution de continuité permettrait très bien de se rendre compte de l'existence d'une fissure osseuse. Barbé dans sa thèse (Th. Paris, 83), a rapporté une observation analogue.

Courbures. — Les fêlures et les fissures ont pu être reproduites expérimentalement, les courbures non. Celles-ci sont d'ailleurs assez rares, Jarjavay cependant en a rapporté un cas assez curieux. Il s'agissait d'un individu qui n'entra à l'hôpital que trois semaines après l'accident,

A l'inspection on constatait une tumeur siégeant sur le dos de la main au niveau du deuxième métacarpien. Cette tumeur était grosse comme une amande, à peine douloureuse à la pression, et ne présentant pas de crépitations. La consolidation fut obtenue au bout de quelques semaines, mais la déformation, quoique moindre, persista. Il s'agissait très vraisemblablement ici d'une fracture incomplète, à déplacement angulaire, le sommet de cet angle correspondant au dos de la région métacarpienne.

Fractures complètes. — Les fractures complètes sont la règle. Quand elles sont produites par des causes directes, elles sont généralement « transversales, dentées, avec petites aiguilles (1). » Quand elles sont déterminées par des causes indirectes; elles sont presque toujours obliques de haut en bas, et d'arrière en avant. Cependant on a observé quelques cas exceptionnels dans lesquels le trait de fracture était dirigé en bas et en arrière.

Plus rare encore est la variété de *fracture spiroïde* décrite par Malgaigne et qui semble d'ailleurs n'avoir été observée qu'une fois, par ce même auteur.

On ne possède également qu'une seule observation de fracture métacarpienne, *par pénétration*, et cette observation est due à Trélat. « Cet auteur, faisant répéter la désarticulation du premier métacarpien de la main droite, a éprouvé une résistance due à une conformation insolite de cet os qui est en effet raccourci, volumineux, et surtout très large.

1. Couturier, th. Paris, 1857.

Le point de départ de cette hypertrophie, paraît avoir été une fracture oblique en bas et en avant dont la direction est indiquée actuellement par une sorte de renflement circulaire ou de collier formé par un cal poreux, spongieux. La fracture paraît avoir été par pénétration. Le fragment supérieur s'est incliné de telle sorte qu'il corresponde à l'inférieur par une surface regardant en arrière, et non directement en bas. L'os est du reste hypertrophié dans sa totalité, et cependant l'éminence Thénar ne présentait aucune déformation, elle paraissait simplement un peu plus volumineuse que du côté opposé (1).

Enfin signalons également la fracture par l'écrasement des métacarpiens. Cette variété n'est pas très rare ; mais elle s'accompagne toujours d'un délabrement énorme des parties molles ; et dès lors elle n'a plus aucun intérêt ; car elle est reléguée au dernier plan.

Déplacement. — Il est très variable.

Quelquefois il est nul ou insignifiant.

Habituellement il est assez marqué et consiste en une inflexion angulaire dont le sommet correspond à la face dorsale. Cette saillie postérieure est presque toujours formée par le fragment phalangien dont l'extrémité supérieure bascule en arrière, et l'extrémité inférieure en avant vers la paume de la main. Quant au fragment supérieur, il ne bouge généralement pas, grâce à ses solides attaches carpiennes.

Exceptionnellement l'inflexion angulaire au lieu de se

1, Société anatomique, t. XXX, juillet 1855.

faire vers la face dorsale, se fait vers la face palmaire. Le fragment phalangien pénètre alors par son extrémité supérieure, dans les parties molles de la paume de la main.

Le déplacement latéral existe quelquefois concurremment avec l'inflexion angulaire surtout quand il s'agit de fractures du deuxième ou du cinquième métacarpien ; (ou alors ces os sont beaucoup moins soutenus latéralement que le troisième et le quatrième métacarpien.)

Quant au raccoucissement il est généralement peu marqué ; et ne mesure guère plus de 2 millimètres.

Lésions des parties molles. — Les tendons peuvent être un peu contusionnés ; mais jamais ils ne sont blessés sérieusement.

Les plaies des vaisseaux sont également rares. Cependant elles peuvent exister et déterminer comme dans une de nos observations personnelles un hématome assez volumineux.

Les nerfs peuvent être également quelquefois irrités par les fragments, et cette incitation peut donner lieu à des névralgies plus ou moins persistantes.

L'arthrite de l'articulation métacarpo-phalangienne correspondant au métacarpien fracturé est assez fréquente, et dans certains cas peut aboutir si l'on n'y prend garde à une ankylose plus ou moins complète.

Enfin les moindres lésions cutanées peuvent servir de porte d'entrée à l'infection ; et on peut voir alors survenir un phlegmon profond, s'accompagnant d'ostéomyélite du métacarpien fracturé.

Quant aux fractures compliquées d'emblée, nous les

laisserons de côté à peu près complètement ; à l'exemple
des classiques ; car elles ne s'observent guère que dans
les cas de grands traumatismes, et dans ces cas la fracture n'est qu'un accident de nouvel ordre, à peu près
sans intérêt. Nous nous contenterons donc simplement
de rapporter tout à l'heure quelques observations de fractures compliquées qui nous paraîtront présenter un intérêt spécial.

Il nous reste, pour finir ce chapitre d'anatomie pathologique, à signaler les résultats qu'a obtenus Couturier,
en cherchant à reproduire sur le cadavre les fractures des
métacarpiens.

« Armé d'un marteau de plomb, dit cet auteur, j'ai
frappé tantôt à plat, tantôt avec un des angles de cet
instrument une main reposant sur sa face palmaire, vers
la partie moyenne des os métacarpiens. J'ai obtenu ainsi
des résultats qui me permettront de passer en revue les
variétés cliniques des fractures.

Sur le premier métacarpien reposant à plat, j'ai produit une fracture par écrasement ; le canal médullaire
de l'os est effacé ; les lames dorsale et palmaire sont
appliquées l'une contre l'autre ; la lame palmaire est
séparée en deux fragments ; une longue fissure se remarque à la face dorsale ; les extrémités articulaires sont
presque entièrement détachées ; la crépitation se perçoit
sur toute l'étendue de l'os ; mais elle n'a pas le timbre
sec qu'elle a dans d'autres cas. L'exploration à travers
les parties molles ne fait reconnaître aucun déplacement,
aucune mobilité anormale. Il est permis de penser que
malgré ce délabrement considérable, une fracture analo-

que pourrait être méconnue sur le vivant, la tuméfaction des parties molles rendant l'aplatissement de l'os inappréciable, et la crépitation fort douteuse. Le premier métacarpien ne présentant pas une courbure aussi marquée que les autres os de cette région, garanti d'ailleurs par les parties molles sur lesquelles il repose, il a fallu pour le briser un effort considérable qui a produit l'écrasement.

Sur le deuxième métacarpien, le fragment supérieur présente 3 fragments secondaires; la face articulaire est décollée; l'extrémité digitale présente une fracture oblique; de plus on trouve 2 esquilles à l'union des 2 fragments principaux.

Le troisième métacarpien présente une double fracture incomplète; l'effort tendant à détruire la courbe normale de l'os, et repoussant la partie moyenne de l'os sur la face palmaire, a détaché imparfaitement cette partie de ses extrémités articulaires. Vers l'extrémité supérieure c'est la face dorsale qui a résisté; en bas au contraire c'est la face palmaire.

Le quatrième métacarpien présente une fracture dentelée; les fragments sont pour ainsi dire égrenés, et forment une saillie à la face dorsale.

Enfin pour le cinquième métacarpien la fracture est transversale et parfaitement nette. »

Ces résultats expérimentaux obtenus par Couturier sont certainement très intéressants, tant au point de vue anatomo-pathologique qu'au point de vue étiologique. Malheureusement ils ne concernent que les fractures directes et sont dès lors très incomplets.

ÉTIOLOGIE

Fréquence. — Grâce à leur petit volume, à la résistance de leur écorce compacte, à leur union entre eux et
avec les os du carpe, grâce enfin aux parties molles qui
protègent leur face antérieure, les métacarpiens sont rarement fracturés » (1). C'est ce qui semble du moins res-
sortir à première vue des statistiques.

Malgaigne, sur 2.377 fractures observées à l'Hôtel-Dieu
ne trouve que 16 fractures des métacarpiens, soit à peine
0,67 0/0. M. Polaillon sur un total de 5.517 fractures
trouvées dans les Hôpitaux de Paris pendant les années
1861 62 et 63, ne signale que 64 fractures de métacarpiens, soit 1,16 0/0. Bruns sur 8.560 fractures, note 168
fractures de ces os, soit près de 2 0/0. Toutefois comme
le dit M. Plicque (2) « pour bien interpréter ces statistiques, il faut remarquer tout d'abord que les fractures du
métacarpe entraînent beaucoup moins que toutes les
autres, l'entrée à l'hôpital. Il faut remarquer de plus
qu'elles sont souvent méconnues, regardées comme de
simples contusions de la main. Il faut enfin tenir compte

1. Mauclaire. *Traité de chirurgie Le Dentu Delbet.* T. II,
p. 319.

2. Plicque, *Gaz. des Hôp.*, Paris 1893.

du milieu. Dans les milieux industriels ces fractures deviennent beaucoup plus fréquentes. Bardenhauer à Cologne, en a observé 7 en 3 ans. Dans les ateliers de la Compagnie du Nord à la Chapelle, j'ai observé en 2 ans 3 fractures des métacarpiens, aucune autre fracture dans ce milieu, il est vrai, tout spécial, ne s'est rencontrée avec ce degré de fréquence. En tous cas ces fractures ne sont pas tellement rares qu'elles ne méritent d'attirer l'attention du praticien ».

Sexe. — Les fractures du métacarpe s'observent presque exclusivement chez les hommes, ou du moins ceux-ci sont huit fois plus que les femmes, atteints de l'affection qui nous occupe.

Age. — Celle-ci survient généralement à l'âge adulte entre vingt et quarante-cinq ans. Cependant les vieillards et les enfants n'en sont pas indemnes. Dans ce dernier cas, il s'agit souvent comme nous l'avons déjà dit, d'une disjonction épiphysaire.

Profession. — Ce n'est guère que chez les ouvriers, chez les individus soumis à des travaux manuels très rudes, que s'observent les fractures des métacarpiens qui sont exceptionnelles dans la classe aisée.

Siège. — Nous avons suffisamment insisté sur ce point à propos de l'anatomie pathologique pour n'avoir plus à y revenir, nous rappellerons seulement que les fractures s'observent surtout sur les troisième et quatrième métacarpiens ; et qu'elles atteignent de préférence le tiers supérieur ou le tiers moyen de ces os.

Causes. — Elles peuvent être directes ou indirectes.

Les *causes directes*, comme le fait très bien remarquer

Barbé dans sa thèse, peuvent agir de quatre manières différentes.

Tantôt c'est un corps contondant qui heurte le métacarpe par sa face postérieure mal protégée par les parties molles ; et alors le ou les métacarpiens atteints se fracturent au niveau du point d'application du corps vulnérant qui est par exemple, soit un bâton, soit un corps pesant tombant d'une grande hauteur. Nous signalerons simplement ici sans insister, les fractures consécutives aux coups de feu ou aux plaies par instruments tranchants ; car alors la plaie est l'accident principal, la fracture n'est qu'une simple complication.

D'autres fois, la main se précipite en quelque sorte au devant du choc. Tel est le cas par exemple du malade de notre Observation personnelle I, qui, dans sa chute, saisit avec la main droite étendue un robinet qu'il rencontre. Ce mécanisme est évidemment beaucoup moins fréquent que le précédent, mais il est encore relativement fréquent.

Malgré deux observations assez concluantes rapportées par Barbé dans sa thèse, et que nous reproduirons tout à l'heure, nous pensons que c'est tout à fait exceptionnellement qu'une fracture du métacarpe est déterminée par la prise de la main entre deux corps résistants.

Plus rares encore, nous semblent enfin les fractures du métacarpe par contre-coup, malgré l'opinion suivante exprimée par L. Sanson : « J'en ai vu plusieurs qui avaient été produites par le choc qu'avait communiqué à la main l'un des bouts d'un bâton ou d'une pièce de bois dont l'extrémité opposée avait frappé rudement contre un corps dur ou contre le sol » (1).

Causes indirectes. — L'auteur que nous venons de citer niait, ou à peu près, la possibilité des fractures indirectes : « D'après leur configuration, il est bien rare que les os du métacarpe puissent être affectés d'une fracture indirecte, les quatre derniers parce qu'ils se soutiennent naturellement, le premier parce qu'il est plus court et plus mobile (2) ».

Boyer, de son côté, disait dans le même sens ! « Quoique les métacarpiens soient rangés parmi les os longs, leur longueur ne surpasse pas assez leurs autres dimensions, pour qu'ils puissent être fracturés par une cause qui agisse sur leurs extrémités : genre d'effort auquel ils sont d'ailleurs rarement exposés par leur usage, et que leur rapprochement rendrait d'autant moins efficace, que cette action serait partagée par un certain nombre d'entre eux ».

Aujourd'hui tout le monde admet les fractures indirectes, et certains auteurs actuels pensent même avec Renault du Motey (2) et Packard, qu'elles sont les plus fréquentes. Quant à nous, nous persistons à croire, avec Hamilton et le professeur Le Dentu que les fractures directes sont de beaucoup les plus nombreuses, mais qu'elles passent fréquemment inaperçues à cause de la contusion qui les accompagne et qui les masque souvent.

Les fractures indirectes ont lieu par des mécanismes divers.

1. L. Sanson. *Dict. de Médecine*, 1832. Article main.
2. L. Sanson. *Dict. de Médecine*, 1832. Article main.
3. Boyer. *Maladies chirurgicales*, t. III, p. 226.
4. *Th. Paris*, 1854.

Presque toujours elles se produisent par exagération de la courbure normale : Un individu fait une chute sur le poing fermé. Le métacarpe ou plutôt l'un des os qui le constituent se trouve pris entre le sol qui résiste et le poids du corps qui presse ; il plie à l'excès, et se rompt. D'après Renault du Motey, Lonsdale et Vidal, le même mécanisme interviendrait lorsqu'un individu fait une chute sur le bout des doigts étendus ; mais nous nous demandons avec Barbé si dans ce cas la fracture n'a pas lieu plutôt par redressement de la courbure que par exagération de la flexion. Exceptionnellement, comme dans un cas rapporté par Malgaigne, à la flexion forcée en avant se combine une traction exercée sur le doigt.

Barbé dans sa thèse rapporte quatre cas, dont un personnel, de fracture du métacarpe par redressement de la courbure. Néanmoins ce mécanisme est extrêmement rare. Il a d'ailleurs été fort bien décrit dans une excellente leçon clinique de Dupuytren, à laquelle nous devons la première observation indiscutable de la variété de fracture qui nous intéresse en ce moment. Voici en deux mots le résumé de cette observation. Deux individus luttaient sur la force du poignet, dans cette lutte les doigts s'entrelacent ; les extrémités des métacarpiens étant directement opposées, et les phalanges étant repliées vers le dos de la main du lutteur opposé ; l'un des combattants, le plus vigoureux, casse le troisième métacarpien de l'autre.

Enfin dans un cas unique rapporté par Velpeau, le troisième métacarpien se fractura par traction et torsion simultanées de l'index et du médius.

SYMPTOMES — COMPLICATIONS

Tout d'abord, lorsqu'on se trouve en présence d'un individu qui se plaint de souffrir, au niveau de la région métacarpienne à la suite d'un accident, il faut toujours commencer par faire une enquête minutieuse sur les circonstances dans lesquelles s'est produit cet accident. L'individu a-t-il reçu un coup, il faut rechercher si le coup a porté sur la face dorsale ou sur la face palmaire; l'individu a-t-il fait une chute, il faut s'enquérir sur l'attitude exacte dans laquelle était la main lorsqu'elle a porté sur le sol. Bref, le chirurgien doit avoir présents à l'esprit les différents mécanismes de fractures du métacarpe que nous avons étudiés tout à l'heure, et chercher à appliquer l'un d'eux au cas particulier devant lequel il se trouve.

Les conditions dans lesquelles a eu lieu l'accident étant bien connues il faut interroger soigneusement le blessé, et au besoin son entourage sur les symptômes qu'il a présentés immédiatement.

Ainsi, un signe de début très important et très fréquent et beaucoup trop négligé par les auteurs classiques, consiste dans une sensation de craquement habituellement nettement perçu par le blessé.

Quelquefois même ce craquement est tellement fort

qu'il peut être entendu à distance. Dans chacune de nos observations personnelles, le malade a eu d'une façon très précise une sensation de craquement; et dans l'une d'elles ce craquement fut si intense qu'il fut entendu par la femme du malade qui se trouvait dans une pièce voisine.

Outre le symptôme précédent, qui manque quelquefois, le blessé présente au moment même de l'accident un autre signe moins caractéristique mais plus constant, c'est la douleur active et bien localisée qui accompagne la production de la fracture. Quand celle-ci est due à une cause directe; à un coup de bâton reçu sur le dos de la main par exemple: elle peut être attribuée à la contusion des parties molles; et dès lors n'a comme symptôme qu'une valeur très relative; mais il n'en est plus de même dans le cas de fracture indirecte consécutive par exemple à une chute sur le poing fermé. Dans ce cas en effet, l'apparition d'une douleur subite, atroce, localisée à un point bien déterminé du dos de la main et différent à celui qui a porté sur le sol; constitue un symptôme aussi caractéristique que le signe précédent : Cette douleur atroce cède d'ailleurs très rapidement, et ne tarde pas à faire place à une douleur sourde, ou mieux à un engourdissement de la main et des doigts, principalement du doigt correspondant au métacarpien fracturé.

Craquement et douleur, tels sont donc les deux symptômes du début qu'il faut attentivement rechercher, et sur lesquels il faut interroger soigneusement le blessé. Il en existe quelquefois un troisième, c'est la tuméfaction qui apparaît pour ainsi dire d'emblée à cause de la contusion dans le cas de fracture directe, et qui au contraire se développe généralement très lentement dans les fractures indirectes.

Quoi qu'il en soit, une fois les symptômes précédents venus, le médecin passe à l'examen du malade, et ici comme ailleurs, doit considérer successivement les signes fonctionnels et les signes physiques.

Parmi les signes fonctionnels la douleur doit tout d'abord attirer l'attention. Elle est quelquefois insignifiante, ou même nulle spontanément; lorsque l'accident remonte déjà à plusieurs jours; mais cependant il est toujours possible de la réveiller par la pression; ou par certaines manœuvres. C'est ainsi que pour la rechercher Verneuil conseille de prendre à pleine main le doigt correspondant à l'os atteint; et de pousser de bas en haut dans le sens du métacarpien brisé. Il se produit alors une exacerbation vive et violente de la douleur qui cesse en même temps que la pression. Quant à la manœuvre qui consiste à tirer sur les doigts, conseillée par certains auteurs, elle est tout à fait mauvaise, car non-seulement elle ne réveille pas les phénomènes douloureux, mais elle amène souvent un soulagement notable; ce qui s'explique aisément du moins dans le cas de fracture oblique où les fragments chevauchent l'un sur l'autre; car alors la traction détermine la réduction de la fracture.

Outre les douleurs, on constate souvent comme signe fonctionnel de l'affection qui nous occupe, une anesthésie plus ou moins étendue et plus ou moins persistante de la main et des doigts, et une impotence plus ou moins marquée. L'impossibilité que le malade éprouve à faire mouvoir le doigt correspondant au métacarpien brisé;

constituerait même suivant certains auteurs un excellent signe de fracture. Ce doigt serait en effet souvent maintenu recourbé en crochet sur la paume de la main; et il serait alors impossible au malade de l'étendre.

Passons maintenant en revue les différents signes physiques que l'on peut rencontrer dans le cas de fracture du métacarpe.

Ici comme dans les autres fractures, l'ecchymose est constante; toutefois elle ne prouve rien dans les fractures indirectes; car alors elle peut être due à la contusion concomitante. Elle a au contraire une grande valeur dans les fractures directes, et siège alors sur la face dorsale un peu au-dessus de l'articulation métacarpo-phalangienne. Quelquefois même elle descend jusque sur la face dorsale du doigt correspondant.

Le gonflement, comme nous l'avons déjà dit, se développe plus ou moins vite, suivant qu'il s'agit d'une fracture directe ou indirecte. Habituellement limité à la main, ce gonflement peut dans certains cas, devenir énorme et envahir comme dans une observation, l'avant-bras et même le bras. Quoi qu'il en soit ce symptôme n'a pas grande valeur et gêne bien plus souvent le médecin qu'il ne l'aide.

La déformation, souvent nulle, est en tous cas très inconstante, surtout dans le cas de fracture directe. Quand elle existe; elle peut apparaître du côté de la face palmaire; mais c'est là un fait exceptionnel; presque toujours c'est à la face dorsale qu'elle se montre.

« Le déplacement angulaire en arrière dit Malgaigne est beaucoup plus commun et se rencontre dans la plu-

part des fractures par cause indirecte. Il importe de se
faire une juste idée de la nature de ce déplacement qui
n'est pas aussi simple qu'on pourrait le croire. D'abord
bien que l'angle paraisse formé par la saillie commune des
deux fragments, surtout quand on essaie de repousser la
tête de l'os en arrière ; il suffit de l'examiner attentivement en laissant la partie en repos pour reconnaître que
le fragment supérieur n'y entre pour rien ; qu'il est
maintenu à peu près dans sa direction naturelle par ses
ligaments carpiens et que s'il éprouve quelque dérange-
ment, ce serait plutôt pour s'incliner un peu vers la
face palmaire. C'est le fragment inférieur qui remonte
en arrière par dessus l'autre, tandis que son extrémité
phalangienne est fortement attirée en avant ; de là une
saillie plus ou moins forte qu'il forme à lui seul à la face
dorsale, tout en s'inclinant à angle sur le fragment supérieur, de là, la dépression de la tête de l'os qui ne se
trouve plus en arrière sur le même plan que les têtes des
os voisins, et enfin, complication la plus grave de toutes ;
de là un raccourcissement notable de l'os dû à la fois au
chevauchement réel et à l'inclinaison angulaire » (1).

Ajoutons que le déplacement peut se faire non-seulement dans le sens antéro-postérieur ; mais encore dans
le sens latéral ; surtout quand il s'agit d'une fracture des
métacarpiens extrêmes.

Enfin, quand la lésion, fait exceptionnel, siège immédiatement ou un peu au-dessus de la tête des métacarpiens,
il se produit une déformation spéciale qui au premier abord

____

1. Malgaigne. *Fractures et luxations*, p. 624.

ferait croire à une luxation plutôt qu'à une fracture. Dans ce cas le fragment inférieur fait en effet, pour ainsi dire, corps avec la phalange et vient faire saillie dans la paume de la main. Il existe également une saillie sur la face dorsale, mais celle-ci correspond non à l'extrémité supérieure du fragment inférieur, mais à l'extrémité inférieure du fragment supérieur.

Le raccourcissement dont nous avons indiqué plus haut la cause, manquerait très souvent d'après Couturier; il serait au contraire presque constant d'après Jarjavay, Pekequin et Houzelot, mais il serait plus ou moins évident suivant les cas.

Barbé dans sa thèse, conseille de le rechercher en ouvrant et en fermant successivement la main blessée. « Dans le premier cas, le pli articulaire ne se trouve plus au même niveau par rapport à ceux des doigts voisins. Dans le deuxième cas la tête du métacarpien fracturé paraît remontée : et la courbe constituée par l'ensemble des têtes métacarpiennes est déformée. Un point qu'il ne faut jamais oublier, c'est d'examiner comparativement les deux mains ».

La mobilité anormale existe souvent; mais souvent aussi elle est difficile à constater à cause du gonflement, et aussi à cause de ce fait que les métacarpiens étant petits et solidement unis entre eux, il est difficile de les mobiliser. D'ailleurs quand ce symptôme existe, il disparaît généralement au bout de quelques jours. D'après Malgaigne « la meilleure manière pour rendre évidente la mobilité anormale, consiste à attirer fortement le doigt en flexion, tandis qu'avec le pouce on appuie sur la paume de la main vis-à-vis de la fracture présumée, pour obtenir un angle saillant en arrière. Mais cette épreuve demande à être tentée avec quelque prudence, de peur de déterminer un déplacement considérable, qu'on aurait peine ensuite à corriger ».

La manœuvre conseillée par Malgaigne, permit de constater non seulement la mobilité anormale, mais encore la crépitation qui constitue assurément le meilleur signe de la fracture et qui est presque constante. Malheureusement il n'est pas toujours aisé de la mettre en évidence. Pour y arriver, Barbé, dans sa thèse, conseille de recourir non pas à la manœuvre de Malgaigne qu'il considère comme brutale et dangereuse ; mais à une manœuvre plus douce et au moins aussi efficace qu'il a essayée sur lui-même.

« A la suite de la fracture dont nous avons été atteint, dit-il, la mobilité anormale et la crépitation étaient parfaitement perceptibles par nous dans les mouvements de flexion et d'extension des doigts... La douleur engendrée par ces mouvements était très faible, tandis qu'au contraire elle était exagérée par les manœuvres classiques pratiquées dans le but de rechercher la crépitation et la mobilité anormale.

... C'est pourquoi en pareils cas, nous plaçons les doigts à plat sur la face dorsale de la main blessée, et nous faisons exécuter des mouvements volontaires s'ils sont possibles ; communiqués si la douleur ou toute autre cause empêche le malade de mouvoir ses doigts. On sent facilement la crépitation et la mobilité normale au moyen de cette petite manœuvre ».

1. Malgaigne. *Fractures et luxations.*

Nous n'avons guère eu en vue jusqu'ici dans notre étude clinique classique que la fracture siégeant vers le milieu d'un métacarpien ; il convient donc pour être complet, de dire un mot de deux variétés exceptionnelles les fractures de la tête des métacarpiens ; et les fractures de la base.

Dans la première variété, on croit souvent avoir affaire, comme nous l'avons déjà dit, à une luxation métacarpo-phalangienne, car le fragment inférieur fait pour ainsi dire corps avec la phalange, et vient faire saillie dans la paume de la main. La crépitation ; la conservation de la mobilité articulaire, le raccourcissement insignifiant, permettront d'éviter la confusion avec une luxation.

Quant à la fracture de la base des métacarpiens elle est tout à fait exceptionnelle, et ne diffère que par la crépitation de la luxation carpo-métacarpiene.

Cependant il faut faire une réserve pour la fracture de l'extrémité postérieure du 1er métacarpien bien décrite par Benett et qui se présente toujours de la même manière. « Un trait de canne obliquement dirigé de haut en bas et d'arrière en avant, détache de l'os la moitié antérieure de sa surface trapézienne ; et pénètre à une distance variable dans la diaphyse. Le fragment est porté dans l'éminence thénar, et le métacarpien semble subluxé en arrière. Mais ce n'est là qu'une apparence. En effet, à la mensuration on ne constate aucun raccourcissement : il suffit après avoir immobilisé la base du métacarpien, d'imprimer au pouce des mouvements d'extension pour obtenir une crépitation des plus nettes (1).

1, Rieffel, *Tr. de Chirurgie Le Dentu, Delbet*, t. II, p. 323.

Complications. — Elles peuvent être primitives ou secondaires.

Parmi les complications primitives nous signalerons simplement sans insister les plaies extérieures, puisque nous avons éliminé de notre étude les fractures compliquées.

La blessure des vaisseaux par les fragments quoique exceptionnelle peut être observée, et donne alors lieu comme dans une de nos observations personnelles, à la production d'un hématome.

On n'a jamais constaté de blessure sérieuse des tendons ou des nerfs.

En revanche on a observé quelques cas de fractures compliquées de luxations ; Roux, par exemple, a rapporté un cas de fracture du deuxième métacarpien coïncidant avec une luxation du troisième ; Foucher a vu une fracture du troisième métacarpien accompagnée d'une luxation des deux premiers ; enfin Bardenhauer a signalé un cas de fracture du corps du troisième métacarpien avec luxation de sa tête en avant.

Parmi les complications secondaires, nous signalerons la possibilité de douleurs persistantes, d'impotence fonctionnelle prolongée, d'ankylose des articulations métacarpo-phalangiennes, et de pseudarthrose. Mais ces différentes complications et surtout les deux dernières sont tout à fait exceptionnelles. Il en est de même de l'infection qui, quand elle existe, est toujours consécutive à une plaie cutanée mal soignée.

DIAGNOSTIC

Bien que les fractures du métacarpe se présentent le plus souvent avec les symptômes classiques que nous leur avons décrits tout à l'heure, elles passent souvent inaperçues ; d'abord parce que à la suite des contusions ou des chutes sur la main on oublie trop souvent de faire une exploration complète ; ensuite parce que les malades ne se décident habituellement à venir consulter le médecin que lorsque leur main est tuméfiée, et par suite difficile à explorer. Aussi est-ce souvent par hasard, et longtemps après l'accident causal, que le clinicien fait le diagnostic rétrospectif de fracture, à cause de l'existence d'un cal plus ou moins exubérant et gênant. Aujourd'hui cependant le diagnostic prévu est toujours possible, du moins dans les grandes villes, grâce à la radioscopie ou à la radiographie qui en cas de doute tranche la question.

Quoi qu'il en soit, la fracture du métacarpe peut être confondue soit avec une luxation, soit avec une simple contusion.

La confusion avec la luxation n'est pas possible lorsque le métacarpien est lésé au voisinage de sa partie moyenne ; mais elle est souvent très difficile à éviter lorsque le métacarpien est brisé soit au-dessus de sa tête, ce qui est

déjà rare, soit au-dessous de sa base, ce qui est tout à
fait exceptionnel. La crépitation, la mobilité anormale ; et
en l'absence de ces deux grands symptômes, l'intégrité
des mouvements articulaires ; le raccourcissement et la
déformation moindres, permettront au clinicien d'éliminer
l'hypothèse d'une luxation et de se prononcer franche-
ment pour une fracture.

Quant au diagnostic différentiel avec la contusion simple, il est généralement très facile pour peu que le médecin ne veuille se donner la peine de bien examiner son
malade. D'ailleurs dans les cas rendus difficiles à cause
de l'existence d'une tuméfaction considérable, la marche
de la blessure ne tarde pas à éclairer le diagnostic. Au
bout de quelques jours en effet ; les phénomènes de la
contusion s'amendent et la douleur disparaît ; dans la
fracture au contraire, la douleur persiste en se localisant
sur un des os du métacarpe, et la main reste impotente.
De plus il n'est pas rare que l'un des signes pathogno-
moniques de la fracture, tel que la mobilité anormale ou
la crépitation qui avait manqué au début, se montre au
bout de quelques jours et vienne lever tous les doutes.

Les difficultés du diagnostic deviennent particulièrement grandes, si la fracture est incomplète et si elle est
fissurique. Dans ce dernier cas, on ne peut guère faire
qu'un diagnostic probable, en se fondant sur la sensation
de craquement au début, et sur la persistance de l'impotence fonctionnelle et de la douleur qui reste toujours
bien localisée.

Nous signalerons sans insister le diagnostic différentiel
hypothétique de la fracture de l'extrémité inférieure des

métacarpiens avec les disjonctions épiphysaires. Nous rappellerons simplement que dans ce dernier cas la crépitation au lieu d'être osseuse est ~~contagieuse~~ *cartilagineuse*, et que le sujet jeune ne doit guère avoir plus de quinze ans. D'ailleurs peu importe la confusion puisque le traitement est le même.

Ce n'est pas tout, une fois le diagnostic différentiel fait, il faudra rechercher à quelle variété de fracture on a affaire ; ce qui sera facile d'après le commémoratif.

Il faudra également, bien qu'elles soient rares, songer aux complications possibles. Nous avons suffisamment insisté sur celles-ci au chapitre précédent pour n'avoir plus à y revenir ici.

PRONOSTIC

Le Pronostic est le plus souvent bénin, car généralement la consolidation se fait d'une manière heureuse dans
un délai de vingt-cinq à trente jours, et les fonctions de
la main sont complètement conservées.

Les différentes complications que nous avons énumérées
tout à l'heure sont fort heureusement la plupart très rares ; cependant quelques-unes d'entre elles sont particulièrement à redouter ce sont des douleurs persistantes,
une impotence fonctionnelle prolongée ; une arthrite des
articulations carpo-métacarpiennes ou métacarpo-phalangiennes etc., complications d'autant plus pénibles, que les
blessés sont le plus souvent des ouvriers qui peuvent être
obligés de renoncer pour longtemps à des travaux manuels qui constituent leur gagne-pain.

TRAITEMENT

Au début s'il existe des phénomènes inflammatoires avec de la tuméfaction et de la douleur, la première indication est de les calmer soit au moyen de compresses résoluti- ves, soit de préférence au moyen d'un massage doucement et régulièrement pratiqué.

Lorsque la fracture est compliquée, le chirurgien doit évidemment s'occuper avant tout de la plaie qu'il nettoie et traite antiseptiquement; celle-ci étant l'accident prin- cipal, la fracture une simple complication. Mais quelque- fois, alors même que la fracture est fermée, il existe des petites plaies superficielles, des excavations cutanées. Il faudra bien se garder de perdre celles-ci de vue ; car elles constituent une porte d'entrée pour l'infection, lorsqu'elles ne sont pas parfaitement soignées. Il faudra donc avant tout se préoccuper de les guérir par des pansements vi- goureusement antiseptiques.

Lorsqu'au bout de quelques jours il n'existe plus ni plaies cutanées, ni phénomènes inflammato.res, il faut alors, et alors seulement s'occuper de la fracture.

Lorsque celle-ci est incomplète ou sans déplacement le bandage le plus simple est le meilleur. Il suffit d'immobiliser la main pendant 20 ou 30 jours en l'entourant par exem-

ple d'une bonne couche d'ouate remontant jusqu'à la partie inférieure de l'avant-bras et maintenue à l'aide d'une
bande dextrinée ou silicatée. Les doigts doivent être laissés libres pour pouvoir être mobilisés facilement.

Mais, lorsqu'il y a un déplacement, il faut d'abord le
réduire ; il faut ensuite le maintenir.

La réduction est généralement des plus faciles ; et il
suffit le plus souvent pour l'obtenir, de tirer sur le doigt
correspondant du métarcapien fracturé ; pendant qu'un
aide opére la contre-extension sur l'avant-bras. Exceptionnellement on est obligé de joindre à cette manœuvre
une pression sur la saillie dorsale ou palmaire, formée
par les fragments.

Dans le cas où le déplacement n'a pas de tendance à
se reproduire, il suffit d'appliquer l'appareil que nous
avons décrit plus haut : dans le cas contraire il faut avoir
recours à des appareils plus compliqués.

Ces appareils sont très nombreux ; nous passerons rapidement en revue les principaux d'entre eux.

Lorsque le déplacement avait lieu vers le dos de la
main, Albucasis prescrivait de mettre une attelle sur ce
côté et d'en appliquer une autre sur la face palmaire
« afin que la main fût tenue ouverte et droite ».

Les attelles étaient maintenues par une bande qui non
seulement entourait la main, mais encore séparait les
doigts par ses enlacements.

Si le déplacement a lieu du côté de la paume de la
main, écrit le même auteur, on fera avec du linge une espèce de boule ; puis on la placera dans la paume atteinte

de fracture ; et on liera le tout avec une longue bande de toile ».

Comme le fait remarquer M. Polaillon (1) les chirurgiens qui suivirent Albucasis, eurent le grand tort d'adopter exclusivement l'un ou l'autre de ces appareils. « C'est ainsi que dans tous les cas Guillaume de Salicet, Fabrice de Hilden, Heister, B. Bell, Delpech, Chelins, Royer, etc., maintenaient la main dans l'extension entre des attelles ou sur une palette, tandis qu'A. Paré, Wintzius, Cooper, Lonsdale, fléchissaient les doigts sur une grosse pelote placée dans la paume de la main.

Nous ne décrirons ici que les appareils de Lisfranc, Malgaigne, Sabatier et Pétrequin.

Pour éviter la pression qu'exerce une bande roulée sur les bords de la main, Lisfranc avait imaginé une sorte d'étau dont les deux branches appliquées en travers sur les faces dorsales et palmaires de la main, étaient reliées l'une à l'autre par une vis et pouvaient se rapprocher plus ou moins grâce à celle-ci.

Malgaigne plaçait deux compresses l'une sur la saillie dorsale et l'autre sur la face palmaire au niveau de la tête métacarpienne ; puis il appliquait par dessus, en travers de larges attelles maintenues fortement rapprochées à l'aide de bandelettes de diachylon enroulées à chacune de leurs extrémités. Les doigts en partie immobilisés pourraient cependant exécuter quelques petits mouvements.

Sabatier le premier chercha à combattre le déplace-

----

1. Polaillon. Article *Main. Dict. Dechambre.*

ment par un appareil à extension constitué simplement de la manière suivante. Il réduisait la fracture; puis il réunissait le doigt correspondant au métacarpien brisé, à l'un des doigts voisins, au moyen de diachylon.

L'appareil de Pétrequin qui est aussi un appareil à extension, est beaucoup plus compliqué « je prends, dit cet auteur, une grille de fer dont la largeur dépasse le diamètre transversal de l'avant-bras; et dont la longueur déborde le coude et l'extrémité des doigts de 8 centimètres environ. Je recouvre la partie cubitale pour lui faire embrasser le coude et la partie digitale de manière à lui fournir un point d'appui pour l'extension. Cela fait on fixe au coude la partie recourbée avec quelques tours de bande en 8 de chiffre indéfini; le membre est mis dans la demi-flexion et dans une position moyenne entre la pronation et la supination; le creux de la main est matelassé avec un peu de charpie pour rétablir la concavité naturelle du métacarpe. Les lacs extensifs sont appliqués sur les doigts; deux petites bandes sont placées parallèlement à leurs faces latérales et maintenues avec des circulaires ~~de Bande~~ *bandes* qu'on amidonne à mesure.

On peut se servir aussi de bandelettes de diachylon. On pratique l'extension en prenant un point d'appui sur la partie antérieure de la grille. La longueur du métacarpe est rétablie avec sa forme et l'appareil est laissé en place le temps convenable » (1). Cet appareil a donné d'excellents résultats et s'impose encore actuellement

---

1. Pétrequin. *Mémoires sur les fractures du métacarpe. In. Comptes-rendus de l'Acad. des sc. de Dijon*, p. 130, 1841-1842.

dans les cas rares heureusement où le déplacement est considérable.

Quant aux appareils plâtrés ou silicatés conseillés par certains auteurs, ils ont le grave inconvénient de ne pas pouvoir être enlevés facilement et de ne pas permettre la surveillance de la fracture qui doit être pour ainsi dire continuelle.

Aujourd'hui, on se sert le plus souvent pour maintenir la fracture réduite, de simples attelles garnies d'ouate ; et maintenues par une bande de tarlatane amidonnée. Les attelles de carton conseillées par M. Picard, sont d'une grande commodité. En les trempant dans l'eau chaude avant leur application, elles se ramollissent, se moulent très facilement sur toutes les irrégularités du dos de la main, puis en séchant prennent une dureté de bois.

Il est aisé de les tailler de toutes largeurs ; aussi bien en larges attelles destinées à recouvrir toute une face de l'avant-bras, qu'en étroites languettes qui garnies d'ouate remplacent les compresses graduées pour maintenir les espaces interosseux et s'opposer aux déplacements latéraux. Leur contact lorsqu'elles sont enveloppées d'une très mince couche d'ouate, est bien mieux toléré, que celui des attelles de fer et de bois. Quant aux bandes de tarlatane empesées ; elles sont infiniment préférables aux bandes de toile, parce que mouillées au moment de leur application, elles forment après dessication une sorte de carapace très solide.

Cet appareil sera renouvelé aussi fréquemment que possible, tous les trois ou quatre jours par exemple ; et chaque fois il sera bon de pratiquer une séance de massage de quelques minutes.

Au bout de 20 à 25 jours ; l'appareil pourra être enlevé définitivement ; et alors quelques séances de massage pratiquées une ou deux fois par jour ne tarderont pas à compléter la guérison.

Le traitement des complications ne devra pas non plus être négligé. Dans le cas de luxations concomitantes, il faudra avoir soin de réduire la luxation avant de s'occuper de la fracture. Dans le cas de cal vicieux gênant le fonctionnement des tendons, le chirurgien pourra être obligé d'intervenir pour régulariser ce cal. Enfin la suture sera indiquée dans certains cas exceptionnels de pseudarthrose gênante.

Observation I (Personnelle) [1].

Fracture du troisième métacarpien par cause indirecte.

Constant L... âgé de 55 ans, propriétaire, ne présente rien de particulier dans ses antécédents héréditaires ou personnels.

Le 15 janvier 1899, étant au bain, il veut ouvrir un robinet d'eau froide d'un fonctionnement très difficile. Pour cela, il le saisit d'une main fermée, les quatre derniers doigts au-dessus de la poignée et le pouce au-dessous et il tente de le faire tourner en abaissant sa main gauche fléchie sur son poignet, de toutes ses forces. A ce moment un craquement sec se pro-

1. Nous avons nous-même examiné ce malade, mais c'est à l'obligeance de son médecin le docteur Vérut, de Charly (Aisne), que nous devons cette observation.

duit, tellement fort, que la femme du malade qui se trouvait dans une pièce voisine l'entend très distinctement. En même temps L... éprouve une douleur extrêmement vive, et devient impotent de sa main qui ne tarde pas à se tuméfier.

Le Docteur Vérut appelé vingt-quatre heures après l'accident, constate une enflure considérable de toute la région métacarpienne (face dorsale), sans ecchymose bien nette et sans déformation appréciable. La pression détermine une douleur extrêmement vive au niveau de l'extrémité inférieure du troisième métacarpien, à un travers de doigt environ au-dessus de l'interligne métacarpo-phalangien. Crépitation et mobilité anormales faciles à constater.

En résumé; fracture indirecte du troisième métacarpien sans déplacement notable, et par exagération de la courbure de l'os.

Traitement. — Immobilisation par un pansement simple sans attelles et compresses résolutives. Au bout de huit jours les douleurs avaient disparu. Au bout d'un mois il commençait à se servir de sa main. Actuellement il n'éprouve pas la moindre gêne. Un examen attentif permet de constater une petite nodosité insignifiante au niveau de l'ancienne fracture.

OBSERVATION II (Personnelle).

Fracture du deuxième et troisième métacarpien par cause directe. Hématome et phlegmon consécutifs. Guérison tardive.

R..., chauffeur, âgé de 44 ans, sans antécédents pathologiques, tombe le 2 décembre 1898 d'une hauteur de 3 mètres environ sur le sol. Dans sa chute, la main droite étendue rencontre un robinet de chaudière contre lequel elle se heurte très violemment au niveau de la région palmaire.

R..., éprouve alors à ce niveau la sensation d'un violent craquement, en même temps qu'il ressent une vive douleur ; et quand il se relève tout meurtri ; il constate une saillie très nette sur la face dorsale de sa main droite qui est absolument impotente et couverte d'éraflures.

Pendant quelques jours, R..., est soigné par un médecin de la Compagnie d'assurances qui prescrit simplement l'application de compresses imbibées d'eau blanche ; mais la face dorsale de la main droite qui est complétement violacée, se tuméfie de plus en plus et devient très douloureuse ; en même temps qu'une fièvre violente se déclare, si bien que le patient se décide à venir à la consultation de l'hôpital Necker. Là on fait le diagnostic de contusion avec hématome suppurée, et en effet une large incision pratiquée donne issue à une grande quantité de pus.

Au bout de 15 jours environ, l'enflure ayant complétement disparu, grâce aux pansements antiseptiques humides ; on peut facilement constater l'existence d'une double fracture portant sur la partie moyenne des troisième et quatrième métacarpiens, et facilement reconnaissable grâce la douleur localisée, à la crépitation ; à la mobilité anormale, et enfin à une déformation très accusée.

Quand la plaie consécutive à l'incision du phlegmon fut complètement fermée ; c'est-à-dire vers le 20 décembre 1898 ; on immobilisa soigneusement la main après avoir réduit les fractures au moyen de deux attelles en bois, l'une dorsale ; l'autre palmaire ; toutes deux matelassées d'ouate ; et solidement maintenues au moyen d'une bande de toile roulée autour. Cet appareil mal supporté par le malade, fut refait à cinq ou six reprises différentes, et enlevé définitivement le 15 janvier. La consolidation s'était alors effectuée, mais malheureusement la déformation du dos de la main s'était reproduite. De plus, bien que les doigts laissés libres par l'appareil aient été régulièrement mobilisés, leurs mouvements surtout ceux de flexion, étaient très limités et très douloureux. Sur le conseil du chef de consultation. R.... entra dans le service du professeur Le Dentu à la fin de janvier, mais il ne voulut pas entendre parler d'opération, et sortit au bout de trois jours, préférant continuer les séances de massage.

A la fin de février ; quoique les mouvements de flexion des doigts fussent encore très gênés et très douloureux, R... reprenait son travail.

O B S E R V A T I O N III (Personnelle).

Fracture directe de l'extrémité inférieure du troisième métacarpien. Pseudarthrose consécutive.

L..., 28 ans, brocheur ; sans antécédents pathologiques, était occupé le 22 janvier 1899, à faire tourner la manivelle d'un tour ; lorsqu'il lâcha cette manivelle. En voulant la rattraper il la reçut violemment sur le dos de la main droite, et éprouva, aussitôt à ce niveau la sensation d'un violent craquement, en même temps qu'il ressentait une très vive douleur. En quelques heures une enflure énorme se développa sur la face dorsale de la main droite devenue complètement impotente.

Pendant plusieurs jours, sur le conseil d'un pharmacien il se borna à appliquer des compresses résolutives qui firent en effet disparaître l'enflure, mais non les douleurs.

Au bout de 10 jours seulement, c'est-à-dire le 2 février, L...., fut adressé par son patron à M. Hivet, interne du professeur Le Dentu à l'hôpital Necker. M. Hivet diagnostiqua une fracture de l'extrémité inférieure du troisième métacarpien facilement reconnaissable ; grâce aux symptômes habituels (douleurs, crépitation, mobilité anormale et déformation) ; et procéda de suite à l'application d'un appareil. Comme le déplacement était peu accentué, il se borna simplement à immobiliser la région métacarpienne au moyen de deux attelles de bois, l'une dorsale, l'autre palmaire, matelassées d'ouate, et maintenues par quelques tours de bande de toile.

Les doigts étaient laissés complètement libres pour pouvoir être mobilisés. Le malade devait revenir à l'hôpital tous les 4 ou 5 jours pour être bien surveillé !

Malheureusement L...., négligent, dédaigna de se déranger, et comme au bout de 15 jours, il ne souffrait plus, il enleva tout simplement son appareil, et reprit son travail environ 10 jours après.

Il se décida cependant à revenir se montrer une fois à l'hôpital Necker à la fin de février.

La douleur et la crépitation avait disparu, mais la déformation et la mobilité anormale persistaient. Enfin il s'était formé une pseudarthrose. Cette complication ne devait évidemment guère gêner le malade, puisque celui-ci avait repris son travail qui est très rude, et prétendait se servir de sa main aussi facilement qu'autrefois.

Observation IV (thèse Barbé).

J. L..., capitaine, 53 ans, vint me consulter le 10 octobre 1882, se plaignant depuis 8 jours de ne pouvoir se servir de la main gauche.

Homme vigoureux. Tempérament sanguin. Depuis 51 années n'a cessé de naviguer et se livré au plaisir de la pêche.

Le 1er octobre. — Occupé dans son bateau à ses distractions habituelles, son chien se jette sur lui pour le mordre, il riposte par 2 ou 3 violents coups de poings sur la tête de l'animal, A la suite de ces coups il ressentit une violente douleur sur le niveau de l'os du petit doigt.

Il me fit connaître que le doigt fléchi dans la paume de la main, les coups étaient portés de telle façon que le bord cubital de la main venait seul heurter le crâne du chien. Espérant n'avoir que contusion le malade enveloppa sa main dans des compresses imbibées d'eau-de-vie camphrée.

La douleur et le gonflement ne firent que s'accroître et il vint me consulter. Je constatai une saillie très prononcée qui siégeait à peu près au niveau de l'union du tiers supérieur avec les deux tiers inférieurs du cinquième métacarpien de la main droite.

Le patient a la main engourdie et ne peut fléchir les doigts. Seuls le pouce et l'index peuvent fonctionner sans douleur. Lorsque le malade veut fléchir les doigts sur un objet quelconque il ressent une vive douleur. L'extension au contraire se fait sans difficultés, mais le malade est obligé de la favoriser en donnant un point d'appui à l'extrémité des doigts. La palpation permet de reconnaître le lieu où siège la fracture.

J'appliquai le long de l'os lésé et de façon à l'éloigner de 4 centimètres, une compresse graduée recouverte d'une attelle s'étendant depuis le poignet jusqu'à la première phalange inclusivement. Je plaçai une compresse et une attelle semblables à la face palmaire et je fixai le tout par quelques tours de bandes. Je mis le bras en écharpe et recommandai au malade de ne pas se servir de sa main.

J'ai su depuis qu'il avait consulté un rebouteur dont les manœuvres augmentèrent le déplacement. Quand je le revis on sentait un déplacement angulaire énorme. Il persistait une gêne considérable dans les mouvements.

OBSERVATION V

Fracture incomplète du premier métacarpien cause directe.
Extrait du mémoire de M. Allaire. « Mémoires de médecine et de
chirurgie militaires. » 3e série, t. 10, 1864.

M..., chasseur au 5e escadron de chasseurs de la garde, 42 ans. Constitution robuste. Tempérament lymphatique, tombe d'un escalier le 27 juin la main droite en avant lorsque un corps pesant vint heurter le pouce placé à plat sur une marche. Le choc avait eu lieu sur la face dorsale.

On constate un gonflement de toute la région thénar, sensation de craquement au moment du choc. Douleur très vive. Engourdissement du pouce et de la main. Articulation complètement libre. Irrigation d'eau froide jusqu'au lendemain matin. Le 28 même symptôme. Le gonflement a envahi le dos de la main jusqu'au poignet, le petit doigt seul est épargné.

Huit jours après, les phénomènes inflammatoires ont disparu

en partie et sans qu'on puisse obtenir ni la mobilité exagérée, ni
la crépitation. Pas de raccourcissement. Le malade ressent toujours une douleur vive et fixe au milieu du métacarpien et là
en outre une sensation de piqûre d'épingle dans le pouce 23
jours après l'accident.

Le 20 juillet. — M... veut travailler, mais le lendemain il
revient à la visite car son pouce se gonfle aux moindres efforts.
Ce n'est qu'au commencement d'août qu'il peut recommencer
son service.

Je crois d'abord avoir affaire à une violente contusion, mais
la sensation de craquement au début, la persistance et la fixité
de la douleur, l'impossibilité de se servir du pouce pendant un
mois et demi environ me firent songer à une fissure.

OBSERVATION VI

**Extrait de mémoire de Lemaestre, in Journal de chirurgie de Mal-
gaigne, 1846 (T. III).**

V..., 45 ans, ferblantier, entre le 2 septembre 1846, à la salle
Saint-Louis. Il y a dix jours se trouvant dans l'obscurité il est
tombé dans une cave sur la main gauche. Il a éprouvé aussitôt
une vive douleur à la face dorsale de la main qui s'est fortement
tuméfiée et il lui a été impossible de s'en servir. Des cataplasmes ont été employés le premier jour, mais voyant que la douleur persistait, le malade s'est décidé à l'entrée à l'hôpital. Le
gonflement qui a diminué persiste sur toute la longueur de la
partie dorsale du troisième métacarpien et s'étend sur le
deuxième espace interosseux voisins.

La peau présente au niveau de l'articulation métacarpo-phalangienne une ecchymose jaunâtre qui se prolonge principalement sur la phalange du doigt médius. La tête du métacarpien n'est plus au même niveau que les autres, elle est déprimée vers la paume de la main de plus elle est remontée, de sorte que dans la flexion du doigt, la tête du troisième métacarpien qui dépasse les autres normalement est moins saillante, ce métacarpien est raccourci d'environ quatre à cinq millimètres.

En faisant exécuter au médius des mouvements de torsion on perçoit à la crépitation un peu au-dessus de la tête de l'os. La douleur augmente par la pression à mesure qu'on s'approche de l'extrémité carpienne de l'os à un centimètre au-dessus de laquelle la douleur est à son maximum et l'on sent là en faisant plier le métacarpien une crépitation distincte de plus une saillie qui devient plus forte par la flexion. L'os présente donc deux fractures. La saillie est formée par l'extrémité supérieur du fragment moyen.

Un ecchymose bleuâtre occupe tout le creux de la main. Le médius est raccourci de deux lignes et se trouve au niveau de l'annulaire.

Le lendemain de son entrée on lui applique l'appareil suivant : dans le paume de la main au niveau de la tête du troisième métacarpien est placé un petit rouleau à bande maintenu par une attelle en travers. L'attelle postérieur garnie de compresses épaisses est appliquée plus haut qu'à l'ordinaire pour exercer une pression sur la saillie du fragment moyen. Le malade sort le 12.

Observation VII

Fracture du quatrième métacarpien. Main droite.
Thèse Couturier, 1852.

M.... Garde-républicain, entre au Val-de-Grâce, le 21 janvier 1851. Salle, n° 45.

Le 24 janvier. — Cet homme fait une chute de cheval. La main droite pressée contre le sol par sa face palmaire a supporté une partie du poids du corps : douleur instantanée vers la racine des doigts médius et annulaire, pas de craquement, pas de déviation du poignet. Gonflement développé deux heures après dans le point même où la douleur a été ressentie, ce gonflement gagne la face dorsale de la main et la face palmaire ainsi que l'avant-bras.

Saignée du bras, immersion immédiate de la main dans l'eau froide pendant vingt-quatre heures puis application de compresses imbibées d'eau blanche.

Le 26. — Le malade entre à l'hôpital, on constate une tuméfaction uniforme de la main dans toute son étendue, moins les doigts que ne permet pas d'apprécier la fracture, large ecchymose ; les mouvements du doigt son difficile, la douleur assez intense. La main est mise dans une position élevée. Application réfrigérante.

Le 27. — Même état. Ecchymose imperceptible. Ventouse scarifiées.

Le 28. — Engorgement sensible, on explore la main et on reconnaît la fracture présumée du quatrième métacarpien, le vingt-deuxième jour après l'accident ; crépitation profonde. Pas de déplacement appréciable, douleur très vive qui ne permet pas d'insister. Ventouses scarifiées, quelque jours après bandage dextriné.

Le 22 mars. — Etat des plus satisfaisants.

OBSERVATION VIII

Fracture du 5ᵉ métacarpien. **Th. de Couturier, 1852.**

C... du 22ᵉ de ligne entre au Val-de-Grâce, le 20 janvier 1851, salle 28, nᵒ 10.

Il y a six jours, en descendant un escalier de la caserne, cet homme a glissé et est tombé sur le côté droit. Le poignet a porté sur la face dorsale et le bord cubital a porté sur l'angle de la marche. Au moment de l'accident, douleur vive, engourdissement du bras, pas de sensation de craquement ; peu d'instants après tuméfaction s'étendant à toute la face dorsale de la main de manière à gêner notablement les mouvements. Des compresses imbibées avec de l'alcool camphré ont été appliquées à la caserne.

Dès le deuxième jour le gonflement a diminué mais pas assez pour permettre l'exploration. Le quatrième jour seulement le fragment du cinquième métacarpien a été reconnu. Exploration faite à l'hôpital : on trouve très près de l'articulation métacarpo-phalangienne, de la mobilité, de la crépitation, une légère saillie. Les fragments sont taillés en biseau ; le plus long recouvre le fragment articulaire. La main é'ant garnie à droite des attelles de carton sont appliquées, l'une à la face palmaire, l'autre à la face dorsale, le tout à l'aide du gantelet dextriné.

Le 12 février. — Trente jours se sont écoulés depuis l'accident, on lève l'appareil, il y a légère saillie du cal.

Le 15. — Consolidation de la fracture. Saillie imperceptible, rétablissement complet des mouvements du petit doigt.

OBSERVATION IX

Fracture du troisième métacarpien. Th. de Couturier, 1852.

Esch... 24e de ligne, entré au Val-de-Grâce le 20 décembre 1850. Le blessé rapporte que dans la soirée du 19 décembre, en descendant les escaliers de la caserne, il faillit faire une chute qu'il prévint en se retenant à une barre de fer carrée qui supporte la rampe. Dans l'effort qu'il fit, la commissure qui unit l'indicateur au médius de la main gauche vint heurter violemment contre la barre de fer. A l'instant, il éprouve une vive douleur, puis la main gauche se gonfla.

Le 20. — Voici l'état de ce blessé à la visite de M. Larrey. La main gauche est gonflée et présente une ecchymose de la face palmaire. Il y a peu de chaleur. Les mouvements des doigts sont faciles, ceux du médius provoquent de la douleur vers l'extrémité supérieure du troisième métacarpien. Les pouces du chirurgien étant appliqués l'un en avant, l'autre en arrière du point douloureux, les autres doigts répondant à la face palmaire de la main du blessé, on produit facilement à l'aide de pressions modérées, une crépitation violente et l'on fait saillir immédiatement au devant de l'articulation carpo-métacarpienne, le rebord tranchant du fragment supérieur.

La main malade est placée sur un coussin incliné, de manière qu'elle soit plus élevée que le coude, les doigts à demi fléchis.

Des compresses imbibées d'eau blanche recouvrent les faces palmaire et dorsale. Il est recommandé au malade de garder la main immobile : prompte résolution de l'ecchymose et du gonflement. Application du gantelet externe et d'une écharpe, ce qui permet au malade de se promener.

Le 31. — On enlève le bandage pour examiner les parties. Il y a un peu de raideur dans les mouvements du doigt.

Le 14 janvier. — Consolidation définitive et régulière du métacarpien. Léger renflement du cal qui se résorbera sans laisser de traces. Un peu de crépitation existe dans le trajet du tendon de l'extenseur. Il faudrait bien se garder de le rapporter à la fracture. Sorti le 18 janvier.

Observation X

Fracture du deuxième métacarpien de la main droite compliquée et plaie avec issue des fragments. Th. Couturier, 1852.

16 décembre 1850. — L..., 37ᵉ de ligne. Entre au Val-de-Grâce, salle 29. Cet homme traversait le portique (Exercice de gymnastique qui consiste à marcher debout sur une pièce de bois placée horizontalement à 10 ou 12 pieds au-dessus du sol) il perdit l'équilbre et tomba à cheval sur cette poutre : la douleur vive due à la contusion des testicules lui fit perdre connaissance et il tomba sur le sol.

La main droite était fortement fléchie et le bras en pronation forcée. La tête et le bord radial du deuxième métacarpien portèrent seuls supportant le poids du corps. L... fut aussitôt porté à l'Infirmerie. Là le chirurgien-major constata une fracture du deuxième métacarpien avec plaie et issue des fragments. Ten-

Chéron 5

tatives de réduction infructueuses. Transporté à Saint-Germain un médecin aidé de deux infirmiers exerça des tractions et plaça sur une planchette la main malade. Irrigation froide pendant 4 jours et 4 nuits, puis pansement avec cérats et cataplasmes pendant le même espace de temps. Le cinquième jour le médecin ouvrit par une incision longitudinale un abcès à la face dorsale de la main entre les deuxième et troisième métacarpiens, il s'écoula une énorme quantité de pus. Cette incision s'étant cicatrisée très rapidement on fut obligé quelque temps après de faire une courte ouverture sur le bord externe du deuxième métacarpien.

Le 25 janvier suivant, c'est-à-dire 40 jours après son entrée à l'hôpital Saint-Germain, ce militaire retourne à son corps espérant obtenir un congé. C'est de là qu'il nous est venu à l'hôpital du Val-de-Grâce.

Le 26 janvier. — Main tuméfiée, le chirurgien de garde fait sortir par l'ouverture rétro-fistuleuse une petite esquille.

Vu le 4 février par M. Larrey. Le deuxième métacarpien présente une mobilité très manifeste ; crépitation évidente. L'incision pratiquée à la face dorsale de la main est cicatrisée. Restent deux ouvertures fistuleuses, l'une à la région externe, l'autre à la face palmaire donnant un léger suintement.

Le 7. — Un bandage inamovible est appliqué sans recouvrir toutefois les ouvertures fistuleuses. Le 12, dégorgement sensible, le pus ayant été refoulé vers l'ouverture latérale. L'ouverture palmaire ne donne ainsi qu'un léger suintement.

Le 26 mars. — Consolidation de la fracture ; les fistules existent encore. Léger renversement du doigt en arrière. Subluxation du métacarpien. Possibilité d'y remédier par un traitement convenable. Sorti le 23 mars.

Observation XI

Fracture du premier métacarpien de la main droite. Thèse de Couturier 1857.

G..., 24ᵉ de ligne, entre au Val-de-Grâce le 31 janvier 1851.

Le 27 janvier dans la nuit cet homme fit une chute du haut de l'escalier d'un rampart ; il tenait son fusil de la main droite en sous-officier, et ne l'a pas abandonné en tombant de sorte que le pouce s'est trouvé pris entre le sol et le fusil embarrassé par les autres doigts et pressé par le poids du corps. Gonflement instantané.

Rien n'a été fait jusqu'au 31. Ce jour-là, le chirurgien du corps d'après ce malade, exercé des tractions assez fortes sur le pouce en même temps qu'un sergent pris pour aide faisait la contre-extension.

Ces tractions avaient-elles pour but de réduire une luxation ou de faire disparaître le chevauchement ? Quoiqu'il en soit elles furent très douloureuses, et le malade sentit un craquement.

Le 1ᵉʳ février. — Le pouce semble raccourci, il y a un gonflement très appréciable surtout vers la base. Un examen plus approfondi fait reconnaître que le raccourcissement n'est qu'apparent.

La pression exercée alternativement sur les deux extrémités du métacarpien malgré le gonflement fit percevoir la crépitation accompagnée d'une sensation de douleur limitée près de l'articulation postérieure. Réfrigérants. Elévation du membre, immobilité.

Le 12. — Appareil dextriné.

Le 20. — Sortie. Consolidation de la fracture, avec une très légère saillie en avant de l'articulation métacarpo-phalangienne.

Observation XII

**Fracture des troisième et quatrième métacarpiens. Main droite.
Thèse Couturier 1852.**

M. D... lieutenant au 18ᵉ léger entre au Val-de-Grâce le 2 juillet. En sautant une rigole le 2 juillet M. D... est tombé sur la paume de la main. Au moment de l'accident sensation de craquement mais sans douleur très vive. Le gonflement est survenu une heure après. (Appareil provisoire. Planchette. Bandage roulé). Examiné à l'hôpital. Peu de tuméfaction, ni plaie, ni excoriation, mobilité et crépitation perçue facilement. Fracture des 3ᵉ et 4ᵉ métacarpiens.

Le 3ᵉ métacarpien est fracturé sur la partie moyenne.

Le 4ᵉ près de son extrémité digitale.

Pas de déplacement. (Irrigations froides pendant 3 jours, nulle douleur). Pas de gonflement. Le 6 gantelet dextriné. Le 16 M. D... quitte l'hôpital. Il lui est recommandé de conserver le bandage pendant une dizaine de jours.

Observation XIII

**Fracture du quatrième métacarpien de la main gauche.
Thèse Couturier 1857.**

G.... 6ᵉ lanciers entre le 12 mai 1852.

Le 11 mai. — Au soir en ramenant un cheval à l'écurie, G...

reçut un coup de pied d'un autre cheval sur le dos de la main gauche. Aussitôt la main se gonfle considérablement et devint noire. Cet homme fut conduit chez un pharmacien qui fit appliquer des sangsues. L'écoulement de sang fut abondant. Le dégorgement sensible puis on applique des cataplasmes. Le 12, à l'hôpital la main est tellement gonflée et tellement douloureuse qu'il n'est pas possible de l'explorer. Continuation de cataplasmes.

Le 14. — La salle où se trouvait ce malade étant évacuée il passe dans le service de M. le professeur Monnier. Du 14 au 21 tuméfaction toujours considérable, impossibilité de réunir les doigts. Rougeur de la peau. On craint un flegmon, puis la résolution commence. Il ne reste plus que peu de gonflement et de douleur à la partie externe du dos de la main. On reconnaît une fracture du 4ᵉ métacarpien au tiers supérieur, à une crépitation bien évidente: il suffit pour la produire de passer légèrement le doigt sur chacun des fragments. Il n'y a pas de déplacement. Aussi cette fracture a été ignorée à cause du gonflement qui a été considérable. Application de bandelettes d'amadou graduées double attelle de carton embrassant le poignet.

OBSERVATION XIV

**Fracture du quatrième métacarpien de la main gauche.
Th. Couturier 1852.**

H..., 15ᵉ ligne entre le 26 mai 1852.

Le 24 mai chute en descendant un escalier et dans cette chute la main gauche a frappé le mur, les doigts étant fléchis, ce sont les têtes des métacarpiens qui ont porté. Pas de

craquements mais douleur très vive sur l'extrémité supérieure du quatrième métacarpien et dans toute l'étendue de l'annulaire. Il n'est survenu que très peu de gonflement .

Le 27. — A l'hôpital, ecchymose jaunâtre au côté interne de
la face dorsale de la main encore violacée au niveau de l'articulation métacarpienne phalangienne.

Les mouvements des doigts sont faciles, ceux de l'annulaire
réveillent de la douleur.

Pas de déformation. Pas de raccourcissement. La mobilité et
la crépitation sont perçues facilement. Application de l'appareil
qui est employé pour bien des cas de fractures sans déplacement c'est-à-dire un bandage dextriné simplement contentif.

OBSERVATION XV

**Fracture communicative du deuxième métacarpien de la main
gauche compliqué plaie et hémorrhagie. Th. Couturier, 1852.**

G...., charretier 59 ans, entre à l'Hôtel-Dieu le 15 avril
1852. Plaie triangulaire à la face dorsale de la main gauche.
L'un des angles est au niveau de l'apophyse styloïde du radius :
un autre à l'extrémité inférieure du troisième métacarpien, le
troisième au niveau de l'extrémité inférieure du deuxième métacarpien. Dans cette plaie on sent des inégalités de pointes
osseuses, des fragments mobiles. Du sang artériel provenant de
vaisseaux qu'on ne peut apercevoir au fond de la plaie coule
constamment en assez grande quantité. Les doigts ont conservé
leur mobilité, le poignet également, les fragments osseux sont
sur le trajet du deuxième métacarpien. Le troisième pourrait
bien être aussi fracturé mais le gonflement de la main empêche.

de le constater. L'impossibilité à saisir les vaisseaux et on lui fait recourir aux irrigations. Eau froide. Arrêt de sang au bout de 14 heures, on cesse la compresse, l'irrigation est continuée.

Du 16 avril au 1er mai. — A l'eau froide on a substitué l'eau à la température de 15 à 20 degrés. Il s'est développé un peu de rougeur et de tuméfaction au poignet. Les veines sont devenues rouges et un peu gonflées, mais ces symptômes de phlébite se sont promptement dissipés. Au bout de huit jours suffocation, Des bourgeons charnus commencent à se montrer au fond de la plaie vers le quatorzième jour. Les lèvres de la plaie décollées contractèrent des adhérences avec des tissus sous-jacents. Durant cette période, aucune réaction ni aucun trouble général.

Le 8 mai. — Vingt-quatre jours après l'accident le fond de la plaie est vermeil et tapissé de bourgeons charnus : mais la main est tuméfiée, la peau tendue et luisante. On cesse l'irrigation, on fait un pansement simple.

Le 11. — Les bourgeons charnus se multiplient. Les tissus voisins sont tuméfiés, tendus mais non douloureux.

Le 15. — Le malade sort. La plaie n'est pas tout à fait cicatrisée mais comblée de bourgeons charnus. Tous les mouvements de la main sont conservés. Ceux de l'index très gênés. Ce doigt ne peut être fléchi.

OBSERVATION XVI

(Th. Barbé, Th. I).
Fracture indirecte du quatrième métacarpien.

R..., garçon de ferme, est projeté du haut d'une voiture sur le sol et tombe le poing fermé. Vive douleur au moment de l'accident. Les doigts engourdis ne pouvaient ni s'étendre, ni se fléchir complètement. Ils étaient ainsi que le dos de la main et le poignet, le siège d'un gonflement assez considérable.

Douleur intense à la pression vers la partie moyenne du deuxième métacarpien ; avec saillie sur la face dorsale, et crépitation et motilité anormale très nette.

Diagnostic. — Fracture du quatrième métacarpien par cause indirecte (flexion).

Immobilisation de la main sur une large attelle palmaire, les doigts étant modérément fléchis.

Au bout d'un mois l'appareil est enlevé définitivement et le malade recommence à travailler au bout de 35 jours, n'ayant qu'un peu de faiblesse et d'engourdissement dans la main blessée.

Observation XVII

Fracture du troisième métacarpien.
(Obs. pers. de **Th. de Barrhé, Paris, 1883**).

Poursuivi par un de mes amis, je rencontrai en fuyant un banc scellé dans le sol. La nuit presque complète m'empêcha d'apercevoir assez tôt cet obstacle pour l'éviter. Je fus violemment projeté en avant. Le poids tout entier du corps porta sur mes mains ouvertes instinctivement portées dans cette direction pour protéger la tête, et surtout sur la main gauche dans laquelle je ressentis une violente douleur qui s'exaspéra par les pressions les mouvements et s'accompagnant d'un craquement que je ressentais parfaitement à chaque mouvement des doigts. Je plaçais sur la main des compresses imbibées d'eau blanche.

Le lendemain la main est légèrement gonflée sur sa partie dorsale. Les mouvements sont conservés, peu douloureux, mais donnent lieu à la sensation de craquement signalée plus haut. La flexion seule est un peu limitée, et plutôt par une sorte d'engourdissement que par une douleur véritable. Pas de saillie anormale ni de déplacement, on sent seulement le long du troisième métacarpien, sur la partie moyenne, une légère irrégularité.

Diagnostic. — Fracture du troisième métacarpien en son milieu. Simple immobilisation avec une attelle palmaire et au bout de 25 jours guérison complète avec raccourcissement très léger ne gênant en rien l'exercice des fonctions de la main.

OBSERVATION XVIII

Fracture du quatrième métacarpien par cause indirecte.
(Allaire, Mém. de Med. et de chir. milit. 3ᵉ série 1863, t. 10).

Béré chasseur à cheval ; le 25 novembre 1860, en jouant tombe la main en avant les doigts étendus. Aussitôt il perçoit un craquement et ressent une douleur très vive avec engourdissement de la main et des doigts qui ne tardent pas à gonfler.

Application de compresses résolutives jusqu'au 22 novembre. A ce moment le gonflement n'existant plus, on constate une fracture du quatrième métacarpien avec crépitation, mobilité anormale, et raccourcissement d'au moins un centimètre. Sur la face dorsale on voit la saillie du fragment inférieur.

Après avoir cherché à faire la réduction, à appliquer la main sur une palette de bois maintenue par une bande, des compresses graduées ayant été placées dans la paume de la main sur la saillie du fragment. Après 55 jours de traitement, on enlève l'appareil. Raccourcissement de un centimètre du métacarpien fracturé ; et pendant longtemps flexion complète des derniers doigts impossible.

OBSERVATION XIX (Malgaigne).

Fracture du quatrième métacarpien.

R..., tonnelier, âgé de 70 ans; entre à l'hôpital Saint-Antoine, service de Malgaigne, le 21 décembre 1844. Déchargeant une pièce de vin à Bercy, il avait mis un gant à sa main droite. Ce gant fut accroché par l'onglet d'un cercle, et le tonneau continuant à rouler la main se trouva prise un moment par-dessous en supination, de telle sorte que la tête du quatrième métacarpien appuyait contre le rebord saillant d'un pavé tandis que le tonneau roulait sur le dos du pouce.

De là vive douleur et fracture. 8 jours après il vient à l'hôpital Saint-Antoine, et on constate une fracture du tiers supérieur du quatrième métacarpien avec saillie du fragment inférieur vers le dos et abaissement de l'articulation vers la paume de la main.

Immobilisation dans un appareil à attelles palmaire et dorsale jusqu'au 21 janvier. A ce moment consolidation mais saillie du fragment et gêne dans les mouvements de flexion et d'extension qui sont douloureux.

Observation XX

Fracture du cinquième métacarpien, cause directe. (Hôp. milit.
du Gros-Caillou, salle 2, lit. I, service de Ch. Cochin, recueillie
par H. Nimier aide-major du service).

K... soldat, entre à l'hôpital militaire le 10 juillet 1882. La
veille il descendait un escalier de la caserne lorsque les pieds
vinrent à lui manquer. Se sentant tomber en arrière, il porta
vivement les mains dans cette direction pour se recevoir.

Le bord cubital de la main droite reçut le choc et frappa
violemment contre le rebord d'une marche. Vive douleur qui
mit ce soldat dans l'impossibilité de continuer son service ; on
l'envoie à l'hôpital où l'on constate à son arrivée un gonflement qui occupe tout le dos de la main.

La douleur s'est modérée et n'est plus aussi vive que la veille,
sauf pendant les mouvements ; si à ce moment on applique
les doigts sur face dorsale du métacarpe, on sent parfaitement
la crépitation se produire ; elle siège sur le trajet du cinquième
métacarpien vers sa partie supérieure.

Léger déplacement du fragment inférieur vers l'espace interosseux.

Ni ecchymose, ni contusion, bien que la fracture soit de cause
directe.

La main est maintenue pendant 3 jours immobile sur un coussin et entourée de capsules imbibées d'eau alcoolisée.

Le gonflement disparu on applique un appareil fait avec une
lame de zinc laminé très mince, recourbé en forme de gouttière et embrassant le bord cubital de la main. Cette gouttière
s'étend depuis le poignet jusqu'à l'articulation de la 1re avec la

2ᵉ phalange. Elle est matelassée à l'intérieur avec des compresses graduées appliquées sur les faces dorsale et palmaire du 4ᵉ espace intérieur. On maintient la gouttière par une bande roulée et au bout de 25 jours on enlève l'appareil et le 15 août le malade quitte l'hôpital avec un peu de raideur des doigts dont la flexion complète est impossible.

OBSERVATION XXI

Fracture du 4ᵉ métacarpien cause directe.
(Recueillie par M. Cravin interne à l'hospice du Hàvre).

X..., matelot, entre à l'hôpital le 7 juin 1881. La veille en réparant une mâtine, il est tombé d'une hauteur de 10 mètres environ. La chute fut amortie par une large voile tendue au-dessus du pont et sur laquelle il vint s'abattre. Il put se relever et marcher, mais il lui fut impossible de continuer son travail à cause d'une violente douleur qu'il ressentait dans la main droite.

Celle-ci à son entrée à l'hôpital est envahie par une tuméfaction considérable qui a même gagné les doigts et l'avant-bras. Il existe sur la face dorsale de la main au milieu du quatrième métacarpien, une ecchymose ; on remarque aussi une éraillure transversale du dos de la main qui a été produite ainsi que la fracture par la rencontre d'un agrès violemment heurté dans la chute. Le malade accuse une vive douleur en un point limité, à peu près au niveau de l'ecchymose que nous avons signalée, à 2 centimètres environ au-dessus de la tête du métacarpien. Les mouvements exagèrent cette douleur. La mobilité anormale

et la crépitation sont faciles à sentir. Il n'y a pas de saillie
anormale des fragments.

Les jours suivants; application de compresses humides résolutives, puis le gonflement ayant disparu, on mit un appareil
composé de : Une large attelle palmaire sur laquelle reposait
la main étendue. A la face dorsale une attelle plus petite et des
compresses graduées dans les espaces voisins de l'os lésé. Une
bande enduite de dextrine maintenant le tout. Le 26 juin, c'est-
à-dire 27 jours après l'accident, l'appareil fut enlevé ; le malade
était complètement guéri.

OBSERVATION XXII

**Fracture du quatrième et du cinquième métacarpiens. Cause direc-
te. Recueillie par M. Gros interne à l'hôpital du Havre.**

X..., charpentier, âgé de 45 ans, entre à l'hôpital le 10 octobre
1882, parce que la veille une pièce de bois volumineuse lui a
roulé sur la main gauche. A l'examen on constate une ecchymose
à la face dorsale de la main, et un gonflement considérable qui
s'étend non seulement à la face dorsale et à la face palmaire de
la main, mais encore qui a envahi les doigts, le poignet et
l'avant-bras.

La main est entourée de compresses imbibées d'eau blanche.
Le gonflement cède rapidement et permet alors de faire un
examen approfondi. Cinq jours après l'accident. Il existe une
douleur vive vers le rein inférieur du quatrième et du cinquième métacarpiens. La mobilité anormale et les crépitations sont
évidentes dans les deux os au niveau du point où siège la
douleur.

Le quatrième métacarpien présente un déplacement angulaire considérable avec saillie des fragments sous la peau de la face dorsale de la main. Le fragment supérieur du cinquième a basculé et s'est porté à sa partie supérieure vers le quatrième espace interosseux qui est en partie effacé. Léger raccourcissement des deux doigts. On met des compresses graduées dans le quatrième et le troisième espaces interosseux à la face palmaire et à la face dorsale. La main est mise dans une position intermédiaire entre flexion et extension sur une attelle palmaire garnie d'une boule de linge. Le tout est maintenu par un bandage roulé.

Au bout de trente jours guérison complète ; cal volumineu x ne gêne pas les mouvements de la main.

O̱ḇs̱e̱ṟv̱a̱ṯi̱o̱ṉ XXIII

Fracture du troisième métacarpien par cause directe.
(Recueillie par H. Nimier interne à l'hôpital de Rennes).

Jean-Marie L... âgé de 39 ans serrurier entre à l'Hôtel-Dieu le 21 octobre 1882 parce que la veille il a reçu sur le dos de sa main appuyée contre un mur une vis de pressoir. A son entrée à l'hôpital il présente un gonflement notable de la main surtout sensible à la face dorsale ; et le long du troisième métacarpien on constate une ecchymose assez limitée et une douleur vive en un point fixe situé un peu au-dessous du milieu du métacarpien. Déformation peu sensible, crépitation et mobilité anormale très nettes.

Pendant quelques jours on applique des compresses résolutives pour faire disparaître le gonflement ; puis on immobilise le poignet et les mains avec une bande silicatée. Au bout de 30 jours guérison complète.

Observation XXIV

Fracture indirecte du quatrième métacarpien.
(Hattrite. Mémoire de médecine et de chirurgie militaires,
troisième série, 1864, t. 12.)

R..., fusilier au 84ᵉ de ligne, boxait le 1ᵉʳ septembre 1864, lorsqu'il para avec la main gauche ouverte, les doigts étant dans l'extension, un coup de pied que lui envoyait son adversaire. Le coup fut reçu sur l'extrémité des trois derniers doigts, et R..., ressentit aussitôt un craquement très douloureux dans les os de la main.

Quelques heures après l'accident, on constatait une tuméfaction peu considérable du dos de la main ; sans saillie anormale sur l'une ou l'autre face du membre.

Le quatrième métacarpien était le siège d'une mobilité anormale très nette accompagnée de crépitation et présentait un point extrêmement douloureux à la pression, siégeant à la partie moyenne de l'os. A chaque mouvement de flexion des doigts, une légère saillie se produisait sur le dos de la main au niveau de la fracture.

Diagnostic. — Fracture du quatrième métacarpien par cause indirecte ayant un point d'application sur la phalange du doigt correspondant.

Pendant quelques jours application de compresses humides résolutives, puis le 5 septembre on fait un appareil dextriné composé de deux attelles de carton, l'une palmaire, descendant jusqu'à l'articulation métacarpo-phalangienne et remontant jusqu'au-dessus du poignet, l'autre dorsale de même largeur concernant les 3ᵉ et 4ᵉ métacarpiens et les phalanges correspondantes. Ces attelles furent garnies d'ouates et fixées par une bande sèche et une bande dextrinée.

Le 5 octobre. — Ablation de l'appareil. Guérison parfaite, légère bosselure dorsale due au cal.

Observation XXV

Fracture des quatre premiers métacarpiens par coups de baïonnette.

S..., soldat au 37ᵉ de ligne, 33 ans. De forte constitution venait de recevoir un coup d'arme blanche qui avait divisé obliquement et avec esquilles les quatre premiers métacarpiens de la main droite. Cette lésion avait donné lieu à une hémorrhagie abondante que des camarades avaient arrêtée à l'aide de liens circulaires fortement serrés sous l'avant-bras.

Le peu de chance de guérison qu'offrait une blessure de ce genre, les avantages constants des amputations immédiates décidèrent le chirurgien à procéder sans retard à la désarticulation du poignet.

Observation XXVI

Fracture des deuxième et troisième métacarpiens par coups de feu.

Un sergent du génie reçut une balle qui lui traverse la main avec destruction de l'extrémité supérieure du deuxième et troi-

sième os du métacarpien. Les articulations de cet os avec le trapèze, le trapézoïde le grand os et le troisième os de métacarpien
étaient à découvert. On n'eut pas la précaution de retirer immédiatement toutes les esquilles mobiles, de sorte qu'il survint
une foule de petits abcès qui retardèrent la guérison jusqu'à ce
que toutes fussent extraites. Néanmoins, il ne survint pas d'ac-
cidents graves, on n'avait pas employé de débridements et
après la guérison fut radicale.

Chéron

CONCLUSIONS

Les fractures du métacarpe quoique rares sont cependant moins rares qu'on ne le croit habituellement. Elles siègent de préférence sur le 3° et le 4° métacarpien, et s'observent surtout chez les hommes adultes.

Le plus souvent elles sont dues à des causes directes. Quand elles sont dues à des causes indirectes, elles sont presque toujours le résultat d'une exagération de courbure.

Leurs symptômes sont ceux des fractures en général, douleur, ecchymose, gonflement et déformation, crépitation et mobilité anormale, et raccourcissement. Dans le cas où ces symptômes sont peu nets, il faudra tenir grand compte de la sensation de craquement qui accompagne la production de la fracture et qui manque rarement.

Le diagnostic généralement facile, sera surtout à faire avec une contusion et une luxation carpo-métacarpienne et métacarpo-phalangienne. En cas d'hésitation, la radiographie lèvera tous les doutes.

Le Pronostic est bénin, et le plus souvent la consolidation se fait en 25 ou 30 jours.

L'appareil auquel on a surtout recours aujourd'hui pour maintenir la fracture réduite, est l'appareil composé d'attelles en carton maintenues par des tours de bandes de tarlatane empesée. Cet appareil sera très fréquemment renouvelé. Ce n'est que dans des cas exceptionnels qu'on sera obligé d'avoir recours à un appareil à extension. Enfin le massage sera pratiqué à toutes les périodes du traitement.

BIBLIOGRAPHIE

POLAILLON. — Dict. encycl. des Sc. Méd. Art. Main, p. 50.

PLICQUE. — Gaz. des Hôp., 1893, n° 149.

BARBÉ. — Th. Paris, 1883.

LE DENTU. — Dict. de Méd. et chir. prat. Paris, 1875, t. XXI. Art. Main.

RENAULT DE MOTEY. — Th. Paris, 1854.

REVILLIOD. — Revue Méd. de la Suisse romande, 1892, p. 716.

LUCAS. — Lancet, 31 oct. 1885, II, p. 801.

COUSTURIER. — Rech. expérimentales sur les fract. des métac. Th. Paris, 1852.

BENNETT. — Dublin. Journ. of medic. Sc., 1882, LXXIII, p. 72.

RIEFFEL. — Traité de Chir. Le Dentu et Delbet, t. II, p. 321.

RICARD. — Traité de Chir., Duplay et Reclus, t. II. Art. Fract. du Métac.

TESTUT. — Traité d'anatomie.

SAPPEY. — id.

POIRIER. — id.

TILLAUX. — Traité d'anatomie topographique.

RICHET. — id.

MALGAIGNE. — Fractures et Luxations.

ALBUCASIS. — De Chirurgia arabia et latine cura. J. Channing liber III, p. 573, 1778.

A. Paré. — De la fracture de la main, t. II, p. 320, édition de Malgaigne.

Fabrice de Helden. — Opera. In-fol., p. 347. Francfort, 1682.

Heister. — Fract. de la Main. Chirurgie t. I, p. 395, 1770.

B. Bell. — Cours complet de Chirurgie trad. par Bosquillon, t. VI, p. 50.

Sabatier. — Journal complément. des sc. médic., t. XLII, p. 188, 1832.

Dupuytren. — Gaz. des Hôp., 1833, p. 75. Fracture par contre-coup du quatrième métacarpien.

A. Cooper. — Vermer chirurgic. trad. par Chassaignac et Riche-lot, 1837, p. 185.

Pétrequin. — Mémoires sur les fract. du métac. In Comptes-rendus. Acad. des Sc. de Dijon, 1841-42, p. 130.

Velpeau. — Fract. du métac., leçons orales de cliniques, t. II, p. 543, 1841.

Lamaestre. — Frat. du métac. Journal de chir. de Malgaigne, t. IV, p. 287, 1846.

Corbel Lagneau. — Gaz. des Hôp., 1846, p. 427.

Allaire. — Frat. du métac. Mém. de méd. et chir. militaire, 3ᵉ série, t. X, p. 47 et 112, 1863.

Pichon. — Etude sur les fractures des os du métacarpe. Th. Paris, 1864.

Jouve et Boyer, imp. de la Faculté de médecine, 15, rue Racine, Paris.